……妙に進化したのか

ジャレド・ダイアモンド
長谷川寿一＝訳

草思社文庫

Why Is Sex Fun?
by
Jared Diamond
Copyright © 1997 by Jared Diamond
All rights reserved.
Japanese translation rights arranged with
Brockman, Inc., New York.

人間の性はなぜ奇妙に進化したのか◎目次

まえがき

性の問題はいつもわれわれの心を虜にする。性はわれわれに最も深い喜びをもたらすが、逆に苦悩の種となることもある。そうした苦悩のほとんどは、進化によって生じた男女の役割のあいだの本来的な対立から生まれるものだ。

本書は、人間の性（セクシュアリティ）がどのようにして現在のようなものになったのかを考察するものである。他の動物とくらべて人間の性の営みがいかに珍妙であるかについて、ほとんどの方はご存じないだろう。科学者によれば、われわれに最も近い祖先である猿人でさえ、その性生活は今日の人間のそれとはまったく違っていたらしい。なにか特別な進化的淘汰圧が祖先に働いた結果、われわれは特異な存在になったに違いない。そのような淘汰圧とはいったいどういったものだったのだろう。人間の性行動のいったいどのようなところがそれほど風変わりなのだろう。

人間の性がどのように進化したかを理解することは、それ自体興味をそそるものだが、その他の人間固有の特質を理解するうえでもとても大切だ。その他の特質とは、たとえば文化、言語、親子関係、複雑な道具を使いこなす能力などである。古生物学者によれば、人類がこうした特質を備えるようになったのは、大きな脳を獲得し、直立歩行をはじめたからだという。だが私は、人間の奇妙に進化した性も同じくらい重要な要因だと考えている。

人間固有の性的特徴として本書でとりあげるのは、女性の閉経や人間社会における男性の役割のほか、人目を避けてセックスをすること、往々にして繁殖のためではなく楽しむためにセックスをすること、授乳期間がはじまる以前においてさえ女性の乳房が発達すること、などである。

一般の方には、どれもごく当たり前のことで、なぜ人間にはこうした特徴があるのか、説明の必要もなさそうである。しかしよくよく考えてみると、意外なほど説明が難しいのだ。本書ではさらに男性のペニスの機能や、なぜ男性ではなく女性が授乳するのか、についても考察する。この二点にしても答はまるで明らかのようだが、これらにおいてさえ、不可解でいまだに答の出ていない疑問が潜んでいるのである。

本書は性交を楽しむための新しい知恵（ましてや体位）を授けるものではないし、生理痛や更年期障害の症状を和らげるヒントを与えるものでもない。またあなたの配偶者が浮気をしていたり、子供に無関心だったり、あるいは子供に夢中になるあまり自分に構ってくれない、といった悩みを解決するものでもない。しかし本書を読めば、身体の動き方に応じてなぜそう感じるのか、また、愛する人がなぜそう振る舞うのかを理解する手がかりが得られるだろう。なにか自己破滅的な性行動に駆り立てられたことのある読者は、なぜそうした衝動に駆られるのかを理解することで本能から距離をおき、もっと理性的に行動できるようになるかもしれない。

いくつかの章は、以前『ディスカバー』誌と『ナチュラル・ヒストリー』誌に掲載した記事に加筆したものである。本書の執筆にあたっては、多くの科学者の同僚と議論を交わし、彼らから助言をいただいた。また原稿全体の校閲はロジャー・ショートとナンシー・ウェインに、挿絵はエレン・モデスキーにお願いした。この場を借りてお礼を申し上げる次第である。

1　人間の奇妙な性生活

あなたの飼っている犬があなたと同じ知能をもち、言葉を話せるとしよう。その犬に人間の性生活をどう思っているかを尋ねてみよう。飼い犬の返答を聞いたら、あなたは仰天してしまうかもしれない。犬の話はこんなぐあいだろう。

あの気色悪い人間たちときたら、月のどの日でもセックスをするんです！　妻のバーバラは、生理の直後など妊娠の可能性がないとわかりきっているときでさえセックスを求めます。夫のジョンもいつでもセックスに乗り気で、それで子供ができるかどうかにはまるで無頓着です。もっと身の毛のよだつことだってあります。二人はバーバラの妊娠中もセックスをやめなかったんですよ！　ジョンの両親が泊りにきていたときでも同じです。それに両親のほうもセックスをしているんですよ。ジョンの母親は何年も前に例の閉経とやらを迎えていて、もう妊娠することはできません。それなのにまだセックスを求めていて、夫はそれに応えてやっているんです。なんという無駄でしょう！　しかしなにより奇怪なことがあるんです。バーバラとジョンは、それにジョンの両親もですが、寝室のドアを閉め、二人きりでセックスをするんですよ。友人たちの前ではしないんです。自尊心の強い私たち犬とは大違いです。

この犬の言い分を理解するためには、人間中心の考え方を捨てたうえで、ノーマルな性行動とはどういうものかを考えてみる必要がある。今日、われわれは性行動というものをますます狭い視野でとらえるようになり、自分自身の基準から外れるものを蔑視し、卑劣な偏見にとらわれるようになっている。こうした視野の狭さは、人種差別主義、性差別主義、ヨーロッパ中心主義、男性中心主義といった卑しむべき「差別主義」と結び付いている。近代社会が生んだこれらの罪深い「差別主義」のリストに、最近では動物擁護運動家たちが、種差別主義の罪を付け加えつつある。とくに性行動についてみると、われわれは種差別主義に走り、人間中心の視点で歪曲した基準をもうけてしまっている。というのも、地球に存在する推定三〇〇〇万種の動物の標準から言えば、人間の性的特徴はきわめて異常だからだ。数百万種におよぶ植物や菌類、微生物の標準と照らしてもそうだ。ただし私自身も動物中心主義という範囲からは抜け出ていないので、本書ではそれ以上広い視野をもつことは断念しよう。本書が扱う範囲はそこまでだが、視野を広げてほかの動物に目を向けるだけでも、人間の性に関する洞察を深めることができるはずだ。

最初に、地球上に約四三〇〇種いる哺乳動物（ヒトはそのうちの一種にすぎない）を基準にして標準的な性的特徴とはどのようなものかを考えてみよう。ほとんどの哺乳動物は核家族をつくらず、大人のオスとメスがつがいになって共に子供を育てるという方法をとらない。哺乳類の多くは、オスもメスも少なくとも子育てのあいだは単独で生活する。オスとメスが出会うのは交尾のときだけで、オスは子育てをしない。オスが子供やつかの間の配偶者に与えるものは精子だけである。

ライオンやオオカミ、チンパンジー、多くの有蹄類など最も社会的な哺乳動物でさえ、群れのメンバーがつがいとなって暮らすことはない。群れのなかの大人のオスは、特定の子供をかわいがったりほかの子供をないがしろにしたりはしないので、自分の子を認識しているとは思えない。実際、ＤＮＡ鑑定のおかげで、ライオンやオオカミ、チンパンジーの父子関係が判明しはじめたのはここ数年のことである。しかし、なにを一般化する場合もそうだが、上記の点にも例外がある。少数派とはいえ、哺乳類のなかにも大人のオスが子育てをするものが、たしかにいるのだ。たとえばオスがメスのハーレムを率いる一夫多妻のシマウマやゴリラ、雌雄がつがいになりそのペアだけで暮らすテナガザル、一匹のメスが二匹のオスをハーレムとして囲う一妻多夫のセマダラタマリンなどである。

また一般的に社会生活をする哺乳動物は、群れのメンバーの見ている前で交尾を行なう。たとえば発情したメスのバーバリーマカクは群れのあらゆるオスと交尾を行なうが、他のオスに見られないように隠れたりはしない。こうしたおおっぴらな繁殖行動が多いなか、例外として最もよく知られているのはチンパンジーの性行動だ。大人のオスと発情したメスは群れを離れ、二匹だけで数日間を過ごす。研究者たちはこの行動を「コンソート行動」または「ハネムーン行動」と呼んでいる。ところが配偶者とコンソート関係を結び二匹だけで交尾を行なったメスが、同じ発情サイクル〔通常一〇～一四日間つづく〕のあいだに別のオスたちと、今度は群れのメンバーのいる前で交尾を行なうこともあるのだ。

ほとんどの哺乳動物のメスはさまざまな目立つシグナルを発し、いまが繁殖サイクルのなかで受精可能な短い排卵時期であることをまわりに宣伝する。そのような宣伝のシグナルには、性器のまわりが鮮やかに赤くなるなど視覚的なものもあれば、強烈な匂いを発するなど嗅覚に訴えるものもある。また、鳴き声を上げるといった聴覚的なものや、大人のオスの前にかがみこみ、性器を見せるなど行動的なシグナルもある。

メスが交尾を誘うのは受精の可能性のある数日だけで、それ以外の時期にはオスを刺激する性的シグナルを出さない。そのためオスのほうも普段はメスにまったく、あるいはほとんど性的な関心を示さない。それでもオスが性的関心から寄ってきた場合、メスはどんなオスであれ拒絶する。つまり動物にとって交尾は決して楽しむためのものではなく、繁殖という機能から切り離されることはほとんどないのだ。だがこの一般論にもやはり例外がある。ボノボ（ピグミーチンパンジー）やイルカなど少数の動物種は、明らかに繁殖以外のために交尾を行なうのである。

最後に、大多数の野生哺乳動物にとって、閉経は正常な現象ではない。閉経とは、老年期に繁殖機能が完全に停止してしまうことで、それ以前の繁殖可能な期間にくらべるとはるかに短いにせよ、以後かなりのあいだ不妊の状態がつづく現象をさす。一方、野生動物の場合は、死ぬ瞬間まで受胎可能か、加齢とともに少しずつ繁殖能力が衰えるかのどちらかである。

それではここで、これまで述べてきた哺乳動物の標準的な性と対比させて、ヒトの性的特徴を列挙してみよう。つぎにあげるどの特性も、われわれがごく当然に、標準的であると考えていることばかりである。

一　ほとんどのヒトの社会におけるほとんどの男女は、長期にわたってペア関係を維持し（「結婚」）、社会の他のメンバーはその関係を相互義務をともなった契約とみなす。夫婦は繰り返し性交するが、セックスの相手はおもに、もしくは必ずその配偶者である。

二　夫婦は性的なパートナーであるばかりでなく、両者のあいだに生まれた子供を共同で育てるパートナーでもある。特筆すべき点は、男性も女性と同様、ごく普通に子供の世話をするということだ。

三　男性と女性（たち）は夫婦になる（もしくはときにハーレムをつくる）が、（テナガザルのように）排他的なテリトリーに二人きりで暮らしたり、ほかの夫婦からテリトリーを守ったりはしない。そうではなくて、社会の一員として生活し、ほかの夫婦と経済的に協力し合い、テリトリーを共有し合う。

四　夫婦はふつう二人きりで内密に性交し、ほかの人間がその場にいることをひどく嫌がる。

五　ヒトの場合、排卵は隠されており、それを宣伝するようなシグナルは現われない。すなわち、性交のパートナーにとっても、また女性自身にとっても、排卵日前後の受胎可能な短い時期を検知するのは困難である。また女性が男性を受け入れる受容期は受胎可能なときだけではなく、月経サイクルのほとんど、あるいは全範囲におよぶ。そのためヒトのセックスはたいていの場合、妊娠するには不適切な時期に行なわれている。つまり、ヒトは受精のためではなく、もっぱら楽しむために性交するのである。

六　四十〜五十代を過ぎた女性はだれもが閉経を迎え、繁殖能力が完全に停止する。一般に、男性ではこうした現象は起こらない。人によってはいろいろな年代で性的能力に関するさまざまな問題を抱えるかもしれないが、男性がある世代に集中して不妊になったり、みながいっせいに能力を失ったりすることはない。

標準があるということは、その標準に当てはまらないものが存在するということだ。われわれがなにかを「標準」と呼ぶのは、たんにそれがその逆のもの（「標準に当てはまらないもの」）より頻繁に起こるからにすぎない。人間の性に関する標準にも同じことが言える。ここまで読んだ読者は、私があげた仮の一般論にたいする例外をきっと思い浮かべていたことだろう。しかしそれでも一般論としては有効だろう。たとえば法律や慣習によって一夫一妻婚が決められている社会でも、たしかに婚姻外性交や婚前性交はよくあることだし、長期的な関係以外で性交渉がもたれることも多い。実際、人が一夜かぎりの契りを結ぶことはある。しかしその一方で、ほとんどの人間が、何年、あるいは何十年におよぶ関係を維持している。トラやオランウータンが一度きりの関係しかもたないのとは対照的だ。この五〇年間で遺伝標識を使った父子鑑定テストが可能になったが、そのテストの結果から、アメリカ人、イギリス人、イタリア人の赤ん坊の大多数は、まぎれもなく母親の夫（または特定の恋人）を父としていることがわかっている。

私が人間の社会を一夫一妻制と呼んだことを不服とする読者もいるかもしれない。動物学者がシマウマやゴリラの集団にたいして使う「ハーレム」という言葉は、そもそも人間の社会制度をさすアラビア語に由来するではないか、と思われるかもしれない。それに、多くの人間はつぎつぎと配偶者を変えていく。さらに、一夫多妻婚（男性が同時に複数の女性と長期的な婚姻関係をもつこと）はいまでもいくつかの国では合法とされているし、一妻多夫婚（女性が同時に複数の男性と長期的な婚姻関係をもつこと）を合法とする社会もわずかながらある。事実、国家という制度が成り立つ以前は、伝統的な社会の大多数が一夫多妻婚を認めていたのだ。しかしながら、一夫多妻婚が公認されている社会においても、ほとんどの男性は一時に一人の妻しかめとらない。並外れて裕福な男性だけが同時に複数の女性をめとり、養っていけるのだ。「一夫多妻」と聞いてすぐに連想するのは、近世のアラブやインドの王族がもつような大きなハーレムだが、こうしたハーレムを維持できるのは人類進化のなかでつい最近になって出現したごくわずかな社会にかぎられる。すなわち、ひと握りの男性が莫大な富を独占する国家規模の社会だけだ。したがってつぎのような一般論はいぜんとして成り立つ。ほとんどの社会における大多数の成人は、どの時代のどの時点をとってみても長期的な男女のペアの絆を築いており、その関係は慣習や法律のうえでは一夫一妻婚である場合が多い。

　また読者のなかには、「夫婦は両者のあいだに生まれた子供を共同で育てるパートナー」という記述に不満をもった方がいるかもしれない。たしかにほとんどの子供は、父親よりも母親からより多くの世話を受けることが多い。伝統的な社会では未婚の母が順調に子供を育てていくのはかなり難しいにせよ、現代的な社会のなかには、未婚の母が成人人口のかなりの部分を占めつつあるところもある。とはいえここでも先の一般論は崩れない。ほとんどの父親はなんらかのかたちで子育てにかかわっている。子守りや教育を引き受ける場合もあるだろうし、子供を守ったり、食料や住まいを供給したり、経済的に援助したりする場合もあるだろう。

これまで述べてきたような人間のセクシュアリティの諸特徴――長期的な性的二者関係、共同育児、他の性的カップルとの近接、内密のセックス、排卵の隠蔽、女性の性的受容期の延長、楽しむためのセックス、女性の閉経――のどれについても、われわれはそれがノーマルな性だと思っている。そして、ゾウアザラシやフクロネズミ、オランウータンなどの性的習慣に関する記述を読むと、わくわくしたり、楽しくなったり、胸が悪くなったりする。彼らの生態はわれわれには実に奇妙に思えるのだ。しかしこうしたとらえ方こそが種差別主義者の解釈にほかならない。四三〇〇種にのぼる哺乳動物の標準からすれば、あるいは人間に最も近い大型類人猿（チンパンジー、ボノボ、ゴリラ、オランウータン）の標準からしても、奇妙なのはわれわれ人間のほうなのだ。

しかし、私の言うことはまだ偏狭だ。私は動物中心主義者よりさらに視野の狭い哺乳類中心主義におちいってしまっているからだ。では哺乳類以外の動物全般の標準に照らしてみれば、人間はノーマルだと言えるだろうか。他の動物たちの示す繁殖システムや社会システムは、哺乳類だけの場合にくらべると、たしかにバラエティーに富んでいる。ほとんどの哺乳動物の子供は母親に育てられ、父親からはまったく世話をされないが、ある種の鳥やカエル、魚についてはこの逆の現象が見られる。父親だけが子育てをするのである。また深海魚のオスのなかには、メスの身体に付着して融合し、寄生しながら生きるものもいるし、ある種のクモや昆虫のオスのように、交尾が済んだとたんメスに食べられてしまうものもいる。人間やその他の哺乳動物は繰り返し繁殖するが、サケやタコ、そのほか多くの動物の繁殖行動はビッグバン繁殖または、一回繁殖と呼ばれ、一生に一度の繁殖行動が終わると死んでしまうようにプログラムされている。また、鳥やカエル、魚、昆虫（やある種のコウモリやアンテロープ）のなかには、「レック」と呼ばれる伝統的な繁殖場所で配偶者を見つけるものもいる。レックは独身者が集まるシングルズ・バーのようなもので、ここでは多くのオスがそれぞれ小さな縄張りに陣取り、訪れるメスの気を引こうとしのぎを削るのだ。メスはそれぞれ相手を選び（他の多くのメスが選んだ同じオスをメスが選ぶこともよくある）、交尾を行なう。そのあとはメスはレックを離れて子を産み、オスの助けなしで子供を育てる。

また、哺乳類以外の動物のなかには人間と似たような性的特徴をもつものがいる。たとえばヨーロッパや北アメリカに生息する鳥のほとんどはつがいをつくり、少なくとも一回の繁殖期を通して（場合によっては生涯）その関係を保つ。そして母鳥だけでなく父鳥も雛の世話をする。だがこうした鳥でもほとんどは人間と違ってつがいごとに排他的なテリトリーをもつ。その点、海鳥の仲間はさらに人間に似ており、どのつがいもコロニーのなかで繁殖し、互いに近接して暮らす。しかし人間とは違って排卵がシグナルとなって現われるし、メスがオスの求愛に応じて交尾を行なうのはたいてい排卵前後の受精可能な時期だけで、楽しみとして交尾を行なうことはなく、つがい同士が経済的に協力し合うことはほとんど、あるいはまったくありえない。ボノボはこれらの点でも人間に近い、あるいは近づいているといえよう。メスは繁殖サイクル〔約一カ月周期〕のうちの数週間にわたってオスを受け入れるし、主に楽しむために交尾を行なうのだ。そして群れのメンバーのあいだにはある種の経済的な協力関係が存在する。しかしそのボノボでさえ、人間のようにペアで夫婦になったり、排卵のシグナルが隠されたりということはなく、父親が子供を認知し、育てることもない。また右にあげた動物のほとんど、あるいはすべてに言えることだが、メスにはっきりと閉経が訪れるということはない。

このように哺乳動物以外に視野を広げてみても、前述の犬の意見に納得せざるをえないだろう。奇妙なのはわれわれ人間のほうなのである。われわれは、クジャクやビッグバン繁殖するフクロネズミの行動を珍奇だと思い、驚嘆するが、彼らの行動は動物界のバリエーションの枠のなかにきちんと収まっている。むしろすべての動物のなかで最も型破りなのはヒトなのだ。種差別主義におちいった動物学者たちは、ウマヅラコウモリがなぜレック配偶システムを進化させたのかを理論的に説明しているが、なによりも説明を必要としているのはわれわれ自身の配偶システムなのである。なぜヒトはここまでほかの動物と異なるようになったのか。

哺乳動物のなかでもヒトに最も系統的に近い大型類人猿（テナガザルや小型類人猿とは区別される）とヒトとを比較してみると、この疑問はむしろいっそう深まる。なかでもヒトに近いのはアフリカに生息するチンパンジーとボノボで、彼らとヒトの違いはDNAのわずか一・六パーセントにすぎない。そのほかヒトに近いものとしては、ゴリラと東南アジアに生息するオランウータン（ヒトとの相違率はそれぞれDNAの二・三パーセントと三・六パーセント）があげられる。ヒトの祖先は一四〇〇万年前にオランウータンの祖先から分かれ、九〇〇万年前にゴリラの祖先から、そして「わずか」七〇〇万年前にチンパンジーやボノボの祖先から分かれたとされる。

個人の一生にくらべるとこれらの数字は途方もなく長い時間のように聞こえるが、進化の時間スケールにおいてはほんの一瞬でしかない。地球上には三〇億年以上前から生命が存在しており、外骨格の複雑で大型の動物種が爆発的に増えたのは五億年以上前である。したがってわれわれの祖先と親類すじの大型類人猿の祖先がそれぞれの方向に進化しはじめてからまださほどの時間は経っていないのである。この間、両者はほんのかぎられた点について、少しだけ違う道を歩んだだけだ。だがそうしたわずかな相違のいくつか――とくにヒトの祖先が直立二足歩行と大型の脳を獲得したこと――が両者の行動の違いに甚大な影響をおよぼしたのである。

姿勢と脳の大きさと並んで、ヒトの祖先を大型類人猿から分かつにいたった決定的な要素が、その性である。オランウータンは普段単独で生活しており、オスとメスは交尾のときにだけ一緒になり、オスは子育てをいっさいしない。またゴリラのオスは数頭のメスからなるハーレムを率い、それぞれのメスとは数年間隔で（メスが最も幼い子供の授乳を終え、月経周期が再開してからふたたび妊娠するまでの短い期間だけ）交尾を行なう。チンパンジーやボノボは群れをつくり、長期的なペアの絆を築かず、父親と子供の絆もとくにない。人間性と呼ばれている特質を生みだすうえで直立二足歩行と大型の脳がどれほど決定的な役割を果たしたかは明白である。事実、いまわれわれは言語を用い、本を読み、テレビを鑑賞し、食料のほとんどを買ったり育てたりし、五大陸とすべての海を占領し、同じ種の仲間の一部や他の動物種を檻のなかに入れ、ほとんどの動植物を絶滅に追いやっている。ところが類人猿はといえば相変わらず言葉を話さず、ジャングルのなかで野生の果実を集め、旧世界の熱帯地域のごく狭い地域を占有しているだけで、動物を檻に入れたりしないし、絶滅の危機に追いやったりもしていない。ではわれわれの奇妙なセクシュアリティは、人間性の特質をここまで際立たせるうえでどのような役割をはたしたのだろう。

人間の性の特徴は、類人猿との比較で見られるその他の特徴と関連しているのだろうか。直立二足歩行と大型の脳のほかに（そしておそらく突き詰めればその結果生じた）人間の特徴としてあげられるのは、比較的体毛が少ないこと、道具を使用すること、火を活用すること、言語・芸術・書字を発達させたことなどである。仮にこうした特徴のいずれかが土台となって人間の性が特異なものになったとしても、その関連はまったくはっきりしない。たとえば体毛が少なくなったからといって、なぜ楽しみのためにセックスをするようになったのか。あるいは火を使うようになったからといって、なぜ女性は閉経を迎えるようになったのか。どちらも説明がつかないのである。そうではなくて、私は逆の因果関係を指摘したいと思う。つまり直立二足歩行や大型の脳と並んで、閉経や娯楽のためのセックスが重要な要因となり、人間は火を使いはじめ、言語や芸術や書字を発展させたのではないか、と考えるのである。

人間の性を理解するうえで肝心なのは、それが進化生物学の問題であることを認識することだ。ダーウィンは偉大な著書『種の起源』のなかで生物進化という現象を説くにあたって、ほとんどの例証を解剖学から引いてきた。彼は、ほとんどの動植物の構造は進化する——すなわち世代を経るごとに変化する傾向がある——と考え、進化的変化の背景にある主要な原動力が自然淘汰であると推論した。ここでダーウィンがいう自然淘汰とは、㈠動植物の解剖学的な適応形質には変異があり、㈡そのうちある適応形質をそなえた個体はその他の個体よりも長く生存し、多くの子孫を残すことができ、㈢それゆえこれらの適応形質は世代が進むにつれて集団のなかに広まっていくという意味だ。のちの生物学者は、解剖学的構造に関するダーウィンの説明を生理学や生化学にも応用した。つまり動植物の生理学的・生化学的な形質もまた、それらの生活様式に適応し、環境条件に応じて進化することを示したのである。

さらに近年では、進化生物学者たちが動物の社会システムもまた適応し、進化することを明らかにしてきた。ごく近縁な種のあいだでさえも、単独性であったり、小集団で暮らしたり、大集団を形成したりと種差がある。しかし、社会的行動はたしかに生存や繁殖に影響をおよぼすのだ。たとえば食料が一カ所にまとまっているか分散しているかによって、あるいは捕食者から狙われる危険性の大小によって、単独生活と群れ生活のどちらが、生存や繁殖のチャンスを増やすことができるのかが変わるのである。

性についても同じことが言える。ある性的特徴が他のものよりも生存や繁殖に有利に作用するかどうかは、その動物の食料の供給状態や捕食者に狙われる危険性、そのほかの生物学的な特徴に応じて変わるのだ。ここでは一つだけ例をあげてみよう。一見、進化の論理の対極にあるとしか思えない行動、性的共食いである。ある種のクモやカマキリのオスは、交尾が終わると同時に、きまってメスに食べられてしまう。ときには交尾の最中に食べられてしまうことさえある。この共食いは明らかにオスの同意に基づいている。なぜならオスは自らメスに近づき、逃げようともしないからだ。それどころか、頭部や胸部を折り曲げて、メスの口元に寄せたりさえするだろう。そうすればメスに身体のほとんどをがつがつと食べ尽くされても、腹部からメスの卵に放精しつづけることができるのだ。

自然淘汰を、生存率を最大化するプロセスとみなすなら、共食いのような自殺行為はまったく馬鹿げている。しかし実際には、自然淘汰は遺伝子の伝達を最大化するプロセスであり、ほとんどの場合、生存するということは遺伝子を伝える機会を提供する戦略のうちの一つにすぎない。ここで、遺伝子を残す機会がめったになく、しかもそれがいつ訪れるか予想がつかず、またその機会によって生まれる子供の数はメスの栄養状態がよいほど多くなると仮定しよう。個体密度の低い地域に生息するある種のクモやカマキリは、まさにこのケースに当てはまる。オスは一匹のメスに出会えただけでも幸運で、そのあと別のメスに出会える可能性はほとんどない。したがってオスにとって最良の戦略は、幸運な出会いを利用して、自分の遺伝子を引き継ぐ子孫をできるだけ多く残すことである。メスの栄養貯蔵量が多ければ多いほど、メスが卵に与えることのできるカロリーやタンパク質も多くなる。オスは交尾が終わってこのメスと別れても、おそらく別のメスと出会うことはないだろうから、それ以上生きていても意味がない。そこで、オスは自ら進んでメスの餌食となって、自分の遺伝子を引き継ぐ卵をより多く産んでもらうのである。さらに、ある種のメスのクモはオスのからだをむさぼり食べることに気をとられているので、オスの生殖器は挿入されたままになり交尾の時間が長くなる。その結果、オスはより多くの精子を放出し、より多くの卵を受精させることができるのだ。このオスグモの進化の論理は道理にかなっている。われわれがそれを奇妙だと思うのは、たんにヒトの場合は他の生物学的な理由によって性的共食いが不利に働くからにすぎない。ほとんどの男性は一生のうちに何度も性交する機会があるし、非常に栄養状態のよい女性でもふつうは一度に一人の子供、あるいはせいぜい双子しか産まない。また女性は、妊娠中に胎児の栄養状態を著しく良くしたいからといって、男性の身体を食べるようにはなれなかったのだ。

右の例からわかるのは、繁殖戦略は生態学的要因とその種の解剖、生理、行動といった生物学的要因に応じて進化しており、この二つの要因は種によってさまざまだということだ。クモやカマキリに関して性的共食いが有利に働くのは、生息密度が低くて雌雄が出会う確率が低いという生態学的要因と、メスが一度にかなり大量の餌を消化でき、栄養状態がよければたくさんの卵を産めるという生物学的要因による。ある個体が新しい生息地に移れば、環境条件は一夜にして変化する。しかしその個体は先祖から受け継いだ生物学的特性という重荷を背負っている。それは自然淘汰を経てゆっくりとしたペースでしか遺伝的に変化しない。したがって動物の生息環境や生活様式だけを考えてみても不充分であり、環境条件を満たすような性的特徴を理論の上で想定すると、机上では最適と思われても実際には進化していないのをみて驚くはめになる。現実には、性の進化は遺伝条件やそれ以前に起きた進化の歴史によって厳しく制約を受けているのだ。

たとえばたいていの魚はメスが産卵し、メスの体外に出た卵にオスが放精するのにたいし、すべての胎生哺乳動物と有袋動物のメスは卵ではなく赤ん坊を産む。また、すべての哺乳動物は体内受精を行なう（つまり精子がメスの体内に送りこまれる）。赤ん坊を産むことや体内受精は多くの生物学的適応や遺伝子とかかわっているため、胎生哺乳動物や有袋動物はみな何千万年ものあいだこうした特徴を堅持してきたのである。次章以降で見てゆくように、先祖から受け継がれたこれらの制約について考えてみれば、オスだけが子育てをする魚やカエルと同じ生息域に住んでいたとしても、なぜ哺乳動物ではオスが単独で子育てをする種がまったくいないのかが理解できるだろう。

このように考えていくことによって人間の奇妙な性的特徴に関する疑問も定義しなおすことができるだろう。過去七〇〇万年のあいだに、ヒトの性に関する解剖学的構造は近縁のチンパンジーのそれとはいくぶん分岐した。性の生理学的特徴はもう少し変わったし、性行動にいたってはさらに大きく離れてしまった。こうした分岐が起きたのは、ヒトとチンパンジーが別々の環境や生活様式を獲得したことを反映しているに違いない。しかしそれらの分岐もまた、代々受け継がれてきた制約に縛られているのである。では、われわれの奇妙な性的特徴の進化をつくりあげた生活様式の変化とは、祖先から受け継がれた制約とはいったいなんだったのだろう。

2 男と女の利害対立

前章で私は、人間の性的特徴を理解するには、まず人間を中心とした偏った考え方を捨てるべきだと述べた。人間は、父親と母親が性交ののちも共に暮らし、生まれた子供を共同で育てるという点で、例外的な動物なのである。もっとも、男女が平等に子育てを分担しているとはかぎらない。むしろほとんどの家庭や社会において、子育ての負担の大きさは男性と女性で大幅に異なる。とはいえ、たいていの父親は、食料を供給したり、家族を守ったり、住まいを買ったりといったことだけかもしれないが、なんらかの形で子育てに貢献しているのだ。われわれはこうした父親の責任をごく当然のことと考えており、法律にもつぎのように書かれているほどである。父親は離婚後も子供にたいして扶養の責任を負う。遺伝検査によって子供の父親であることが証明されれば、未婚の母であっても相手の男性に養育費を請求することができる。

しかしこれは人間中心の偏った考え方である。われわれは男女の性を平等とみなしている点で、動物の世界、とくに哺乳動物の世界では異端者なのだ。オランウータンやキリン、その他の哺乳動物が言葉を話せ、意見を言えるとしたら、子供の扶養に関する法律など馬鹿げていると断言するだろう。ほとんどの哺乳動物のオスは、交尾が済んでしまえば子供にも子供の母親にも一切かかわりをもたない。ほかのメスを見つけて交尾することに忙しいからである。また哺乳類にかぎらず動物全般に言えることだが、オスは子育てをするとしてもメスほど深くはかかわらないのである。

しかし極端に性差別的なこの一般論にはたくさんの例外がある。たとえばヒレアシシギやアメリカイソシギなどの鳥は、オスが卵を抱き、雛を育てる。メスはといえば、別のオスをみつけてふたたび交尾を行ない、新たに産んだ卵もその父親に育ててもらうのだ。またある種の魚（タツノオトシゴやトゲウオ）や両生類（サンバガエル）のオスなどは巣や口や発声器官である鳴嚢のなか、あるいは背中の上で卵を育てる。メスが子育てをするという一般的なパターンと、数多くの例外の両方をどうしたら同時に説明できるのだろう。

その答を見つけるためには、行動にかかわる遺伝子は、マラリアにたいする抵抗力をつくる遺伝子や歯をつくる遺伝子と同様に、自然淘汰の影響を受けるものだと認識することだ。ある種にとっては遺伝子を残すのに都合のよい行動パターンでも、ほかの種にとってはそうだとはかぎらない。とくに、交尾をして卵の受精を完了したオスとメスは、つぎにとるべき行動についていくつかの「選択肢」に直面する。共に目の前の卵を置き去りにし、同じパートナー、もしくは新しいパートナーと交尾を行ない、新たな受精のための仕事にとりかかるべきだろうか。しかし、セックスをひと休みして子育てに専念したほうが、この卵が生き残る可能性を高められるかもしれない。後者を選んだ場合、オスとメスはさらに別の選択を迫られる。両親で子育てをするのか、母親か父親のどちらか一方だけか、という問題だ。一方、親がいなくても卵が育つ確率が一〇パーセントあり、親が子育てに費やすのと同じ時間で一〇〇〇個の受精卵を産出できるとしたら、親にとって最良の選択は、卵を置き去りにして自力に任せ、自分は新たな受精の仕事に向かうことだ。

私は、動物が取りうるいくつかの道を「選択肢」という言葉で表現した。そのため動物も人間と同じように物事を判断し、意識的に選択肢を比較検討して、自分の利益を最も増すであろう道を選んでいるかのような印象を与えたかもしれない。もちろんそのようなことはありえない。行動学で選択と呼ばれるものの多くは、実際には動物の身体構造や生理機能にあらかじめ組みこまれているのだ。たとえば、メスのカンガルーは子供を収められるような袋をもつよう「選択」したが、オスはそうではない。その他の選択肢のほとんど、あるいはすべてはオスにもメスにも解剖学的に可能なものだが、子育てをするしないを決める本能はあらかじめプログラムされており、こうした本能による行動の「選択」は同じ種でもオスとメスで異なるのである。たとえば親鳥といっても、雛に餌をやるよう本能的にプログラムされているのは、アホウドリだとオスとメスの両方だが、ダチョウではオスだけだし、ハチドリのほとんどの種ではメスだけだ。ツカツクリなどはオスもメスも給餌をしない。しかしどの鳥に関しても、オスとメスは生理学的にも解剖学的にもこうした行動を完全に営めるようになっているのだ。

子育てをうながす身体の構造や生理機能、本能はどれも、自然淘汰によって動物に遺伝的にプログラムされている。そしてそれらが生物学者たちが繁殖戦略と呼ぶものを構成するのである。つまりある親鳥に突然変異や遺伝子組み替えが起こることによって、雛に給餌する本能が強まったり弱まったりすることがあり、同じ種でもオスとメスではそうした変化の仕方が大きく異なったりするのだ。この本能は、親の遺伝子を引き継ぐ雛を何匹残せるかに大きな影響をおよぼすことだろう。餌を運んでやれば雛が生き残る確率は明らかに高くなる。しかしこれからみていくように、雛に餌を与えるのを「控えた」場合でも、親は自分の遺伝子を伝える別のチャンスを手に入れることができるのだ。したがって、親鳥が本能的にどれほど雛に餌を与えるかを決定する遺伝子の影響は、後述するように、生態学的あるいは生物学的な要因によって親の遺伝子を引き継ぐ雛の数を増やすこともあれば減らすこともあるのである。

その遺伝子を引き継いだ子孫の生存力を最も高めるような解剖学的構造と本能を規定する遺伝子は、しだいにその頻度を増すようになる。言い換えれば、生存力や繁殖力を高める解剖学的構造や本能は、自然淘汰によって定着していく（遺伝的にプログラムされていく）傾向がある。まわりくどいと思われるかもしれないが、進化生物学について議論する場合には、このような冗長な表現が必要なことも往々にしてあるのだ。そのため生物学者たちは普段は擬人的な表現に頼って、言わんとするところを要約してしまうのである。たとえば、動物は特定の行動や戦略を「選択」している、というように。しかしいくら説明が簡略化されたといっても、動物が意識的に計算をしていると誤解してはいけない。

進化生物学者は長年にわたり、自然淘汰は「種の利益」をなんらかのかたちで増すものだとみなしてきた。しかし実際には、自然淘汰は動物であれ植物であれまずそれぞれの個体に作用する。つまり自然淘汰とは、種（あるいは個体群）同士の闘争だけでもなければ、異なる種に属する個体間の闘争だけでも、同種個体の世代間または異性間の闘争だけでもない。自然淘汰は親と子供の闘争でもあり、配偶者間の闘争でもあるのだ。親と子の利益、あるいは父親と母親の利益は必ずしも一致しないからである。ある年齢・性別の個体にとっては遺伝子を残すために有利なものであっても、その他の個体にとっては役に立たないかもしれない。

とりわけ異性間の闘争について言えば、自然淘汰は子孫を多く残すようにオスとメスの双方に働くが、最適な戦略は両親の間で異なるかもしれない。そのため父親と母親のあいだに生来の対立が生じる。人間においてそれがどのようなものかは科学者の説明を待つまでもない。われわれは男女のいさかいについてジョークを飛ばすが、そうしたいさかいは冗談でもなければ、個々の父親もしくは母親がある状況においてとる異常な行動でもない。男性（オス）の遺伝的利益に沿う行動が、その配偶者である女性（メス）の利益に合致しない場合はたしかにあるし、その逆のケースも存在する。この過酷な事実が人間の悲劇を生みだす根源の一つなのである。

オスとメスが交尾をして受精卵をつくり、そのあとどうするかという「選択」を迫られた場合について、もう一度考えてみよう。卵が自力で生き延びる可能性がいくぶんでもあり、オスもメスも子の世話に費やすのと同じ時間にさらに多くの受精卵をつくれるとしたら、オスもメスも卵を置き去りにすることで利益は一致する。しかし受精卵や産みだされた卵、孵化したばかりの雛、新生児などが、父母のどちらかに世話されないと決して生き残れないとしたらどうだろう。ここでオスとメスの利害がまさに衝突する。一方が子育ての義務を他方に押しつけることに成功し、新しいパートナーを求めて去ってしまったとしたら、押しつけた側は置き去りにしたパートナーを犠牲にして、自分の遺伝的利益を増すことになるだろう。つまり配偶者や子供を見捨てることで、逃げた側は進化上の利己的な目的に近づく。

このようにどちらかの親が世話をしないと子供が生きていけない場合、子育てをめぐって父親と母親のあいだで無情の駆け引きがはじまる。オスもメスも自分から先にパートナーと子供を捨てて、新しい子供をもっとつくりたい。子供を捨てて実際に得をするかどうかは、残されたパートナーが子育てをまっとうしてくれるかどうかと、繁殖可能な新しい配偶者をみつけることができるかどうか、という二点にかかっている。これは言わば母親と父親が脅し合い、はったりをかけ合うゲームのようなものだ。受精の瞬間に相手の目をみつめて同時にこう宣言するようなものだ。「私はここを離れて新しいパートナーを探す。この子供を育てたいなら、そうすればいい。ただし、そちらが嫌だといっても、私は〈育てない〉！」。オスもメスも互いにはったりを譲らず子供を押しつけ合ったら、その子供は死んでしまい、両親はどちらもこのゲームに負けたことになる。では、父親と母親のどちらが引きさがるケースが多いのだろう。

答は、どちらが受精卵により多くの投資をしたか、子供を捨てることでどちらがより大きな損失をこうむるかによって異なる。先に述べたように、オスもメスも意識的に計算をしているわけではない。そうではなく、彼らがとる行動は自然淘汰によって遺伝的にオスとメスの解剖学的構造や本能にプログラムされているのだ。動物界では、メスが引きさがりひとりで子育てをし、オスは去っていくケースが多いが、種によってはオスが子育ての責任を引き受け、メスが去っていくものもいるし、オスとメスの両方が分担して子育てをする動物もいる。どのケースになるかは相互に関連した三つの要因——胚や受精卵にすでにどれほど投資したか、この先、胚や受精卵を育てることでどんなチャンスを逃すことになるか、自分が本当に胚や受精卵の親であることを確信できるか——によって決まる。それぞれの要因について、オスとメスにどんな違いがあるかは種によってさまざまである。

だれもが経験から知っているとおり、なにごともわずかしか投資しなかった場合より、多大な投資を行なった場合のほうが途中で投げだしにくい。このことは人間関係や仕事、株の取引などさまざまな投資場面における真実だ。それが金銭的な投資であれ、時間や労力といった投資であれ、同じである。最初のデートでぎくしゃくしてしまった相手とはたやすく別れられるし、組立玩具も、安物で、しかもつくりはじめてから数分で行き詰まってしまえば、簡単にあきらめがつく。しかし二五年間連れ添った配偶者と離婚するに当たっては大いに悩むし、多額の費用を投じた家ならリフォームも簡単には放りだせないものだ。

生まれるべき子供にたいする親の投資についても同様の原則が当てはまる。卵が受精する瞬間においてさえ、一般的にオスよりメスのほうが受精卵に多くの投資をしている。ほとんどの動物の場合、卵子のほうが精子よりもずっと大きいからだ。卵子にも精子にも染色体が含まれているが、卵子にはさらに栄養分と代謝機構がそなわっており、少なくとも胚が自力で栄養分を摂取できる段階までのしばらくのあいだは、それを使って胚の発生を手助けする。それにたいして、精子に必要なのは動くための鞭毛と、その鞭毛を動かし、せいぜい数日間泳ぎまわるのに必要なエネルギーだけである。その結果、ヒトの成熟した卵子一個の重量は、それを受精させる精子の約一〇〇万個分に相当する。キウイの場合だと、卵子一個が精子一〇〇〇兆個分に当たる。したがって、単純に建築事業の初期段階として胚をとらえるならば、父親の投資量は母親にくらべるとまったく微々たるものなのである。だからといって、メスが受精の前からすでにゲームに負けているというわけではない。卵子を受精させるのは一個の精子だけだが、オスは一回の射精のためにそれ以外に数億もの精子を生産している。だから全体としてみればオスとメスの投資量にはさして差はないのかもしれない。

受精は、メスの身体の内部で行なわれるか外部で行なわれるかによって、体外受精または体内受精と呼ばれる。体外受精は、ほとんどの魚類や両生類の特徴である。たとえば、ほとんどの魚類では、メスとオスが寄り添って同時に卵子と精子を放出し、水中で受精させる。体外受精の場合、メスは産卵した瞬間に投資の義務から解放される。このあと胚は水中を漂い、親の保護なしで身を守るか、母親と父親のどちらか一方(種によって異なる)に育てられる。

人間になじみがあるのは体内受精のほうで、オスがメスの体内に(たとえばペニスを挿入するなどして)精子を注入する。受精ののち、ほとんどの種のメスはすぐに胚を放出せずに、しばらく体内にとどめて、自力で生存できる段階の近くまで育てる。鳥や多くの爬虫類、オーストラリアやニューギニアに生息するカモノハシやハリモグラといった単孔動物の場合、子は卵殻に守られ、卵黄というエネルギー源と一緒に包まれて産み出される。一方、胚が母親の体内でさらに長いあいだ成長をつづけ、卵という形で産み落とされるのではなく卵殻なしで誕生する動物もいる。これは胎生(vivipary:ラテン語で、生きた状態で生まれること)と呼ばれ、単孔類を除くヒトなどすべての哺乳類、一部の魚類や爬虫類、両生類の特徴である。胎生動物には体内に特殊な構造――なかでも哺乳動物の胎盤は最も複雑である――が必要であり、そうした器官を通じて成長に必要な栄養分が母親から胎児に送られ、胎児の排泄物が母親に戻される。

したがって体内受精の場合、母親は卵子をつくって受精させるまでに要した投資に加え、そのあと胚にもさらに投資しなくてはならないわけだ。体内のカルシウムや栄養分を使って卵の殻や卵黄をつくったり、自分の栄養分を使って胚そのものを成長させたりするのである。また栄養分だけでなく、妊娠に要する時間も投資しなくてはならない。その結果、体内受精を行なう母親が（卵の孵化や出産までに）つぎこむ投資と父親の投資の差は、体外受精を行なう動物の母親が（未受精卵を放卵するまでに）つぎこむ投資と父親の投資の差よりかなり大きくなるのである。たとえば、人間の女性が妊娠九カ月までに費やす時間と労力は莫大なもので、それに引き換え彼女の夫や恋人が一ミリリットルの精子を放出する数分間に費やした投資などは哀れなほどちっぽけなものなのだ。

このように、体内受精を行なう母親と父親のあいだで胚にたいする投資に不平等があるため、雛や生まれたばかりの子供にさらに親の世話が必要な場合、母親はそれを放棄するぞとはったりをかけるのは難しい。世話の仕方にもいろいろあって、哺乳類のメスは子供に乳を与えるし、ワニのメスは卵を守るし、ニシキヘビのメスは卵を温める。ところがこれから見ていくように、状況によってはオスがはったりを思いとどまり、メスと共に、もしくは単独で子育てを担うケースがあるのだ。

すでに述べたように、親が子育てを「選択」するに当たっては三つの要因が関連しあって影響をおよぼす。パートナーとくらべて自分が子供にどれだけの投資をしたか、というのは、その要因の一つにすぎない。二つめの要因は、子育てをすることで失うチャンスである。あなたが動物だとして、生まれたばかりの子供をじっとみつめ、自分の遺伝的利益を冷静に計算しながら、これからどうすべきか検討しているとしよう。子供はあなたの遺伝子を引き継いでいる。子供の近くにいて餌を与え、守ってやれば、子供が生き残ってさらに後世に遺伝子を残す確率は間違いなく高くなるだろう。自分の遺伝子を残す手段がほかになければ、その子供を育てるのが最もあなたの利益に沿うことで、配偶者に子育てを押しつけようとしてはったりをかけるのは得策ではない。逆に、子育てに費やすのと同じ時間に別の方法でもっと多くの子孫に遺伝子を残せるとしたら、その方法を選び、現在の配偶者や子供は見捨てるべきである。

交尾が終わって胚ができた直後に、母親と父親がそれぞれこうした算段をめぐらせているとしよう。体外受精であれば、さらなる投資を行なう義務はどちらにもなく、理論的にはそれぞれ自由にほかのパートナーを見つけて、さらに多くの胚をつくることができる。もちろん、受精したばかりの胚には親の保護が必要かもしれないが、母親も父親も同等に、子育てを相手に押しつけようとはったりをきかすことができるのだ。しかし体内受精の場合、メスは妊娠しており、産卵や出産までのあいだ胚に栄養を与えなければならない。哺乳動物となるとメスが拘束される時間はさらに長く、授乳期間にまでおよぶ。そのあいだは別の子供を出産できないので、ほかのオスと交尾を行なっても遺伝上のメリットはない。つまり、メスは子育てに専念してもまったく損はないのである。

一方オスのほうは、メスの体内に放精した直後でも、別のメスの体内に放精することができるので、潜在的にはさらに多くの子孫に自分の遺伝子を残すことができる。たとえば、ヒトの男性は一度に二億個の精子を放出する。ここ数十年で精子の数が減少していると言われるが、それが正しいとしても、少なくとも数千万個にはなる。妻が妊娠している二八〇日間、夫が二八日おきに放精し――ほとんどの男性にとって容易な頻度である――、仮に精子を一個ずつ受精させることができるとしたら、世界中の繁殖能力のある女性二〇億人のすべてを妊娠させることができるほどの精子をばらまけるのだ。多くの男性が妊娠と同時に女性を捨て別の女性を求めることの進化的なロジックはここにある。逆に言えば、子育てを請け負った男性は、別の繁殖機会をいくつも逃がしていることになる。同様の論理は、体内受精を行なうたいていの動物のオスとメスに当てはまる。オスには子育て以外の繁殖機会がありうるので、動物界ではメスが子育てをするパターンが圧倒的に多くなるのである。

最後に、三つめの要因は、自分が親であることを確信できるかどうかである。受精卵や胚を育てるにあたり時間や労力や栄養分を投資するのであれば、まずそれが本当に自分の子供であるか、はっきりさせておいたほうがよいだろう。育てた子供が他人の子供だったとしたら、その親は進化の競争に負けたことになる。骨身を削って育てた結果、ライバルの遺伝子を残してしまったからだ。

ヒトの女性など体内受精を行なう動物のメスは、自分が母親であることは疑いようがない。卵は体内にあり、精子はそこにやってくるし、やがて赤ん坊は自分の身体から生まれてくるからだ。胎児が、別の母親の体内にいる胎児と入れ代わることなどありえない。したがって母親が赤ん坊を育てるのは進化的にも安全策なのである。

ところが哺乳類など体内受精を行なう動物のオスは、メスと同じようには自分が親であることを確信できない。たしかにそのメスの身体に自分の精子が入っていったことはわかる。しばらくしてメスの身体から赤ん坊が生まれてくる。しかし、自分の知らないうちに、メスが別のオスと交尾していたかもしれないではないか。メスの卵子と受精したのは自分の精子なのか、あるいは別のオスの精子なのか、いったいどうすればわかるというのだろう。このように逃れようのない父性の不確かさから、ほとんどの哺乳類のオスが達した進化的結論は次のようなものだ。交尾が済んだらすぐにメスのもとを離れ、別のメスを探して交尾する。これを繰り返し、その都度メスを置き去りにして、子育てはメスに任せる。交尾をしたメスのうち一匹、あるいはそれ以上が彼の子を宿し、援助なしでも子育てをまっとうしてくれることを期待するというわけだ。オスにとって子育てをすることは進化的には不利な賭けなのだろう。

このようにオスは交尾が終わるとメスを見捨てるのが一般的パターンなのだが、われわれも自ら経験しているとおり、そうでない動物もいる。こうした例外的な動物には三つのタイプがある。一つは体外受精を行なう動物だ。メスが未受精卵を放卵すると、その近くに陣どっていたり、メスに抱きついていたりしたオスが卵に放精する。そしてすぐさま卵をかき集め、ほかのオスが精子をかけられないようにする。オスは自分が父親であることを完全に確信しており、その後も卵の世話をつづける。この進化的ロジックにしたがって、ある種の魚やカエルのオスは片親だけで受精卵を育てるようプログラムされているのである。たとえばサンバガエルのオスは後ろ足に卵塊を巻きつけて保護するし、アシナガガエルのオスは流れのうえにはえた植物のあいだの卵塊をガードして、やがて卵から孵ったオタマジャクシはその流れに落ちて泳ぎだす。またトゲウオのオスは巣をつくり、そのなかに卵を入れて捕食者から守る。

交尾の後にオスがメスを置き去りにするというパターンが圧倒的に多いなかで、例外の二つめにあげられるのは、「性的役割が逆転した一妻多夫」という長々しい名のついた珍しい現象である。その名の示すとおり、この形態はよくある一夫多妻の繁殖システムの逆である。一夫多妻婚では、身体の大きいオス同士がメスのハーレムをめぐって熾烈な戦いを繰り広げるが、一妻多夫婚では身体の大きいメス同士がより小さなオスたちのハーレムをめぐって激しく競い合うのだ。そしてメスはハーレム内のオスのもとに順々に卵を産み、それぞれのオスは抱卵と育雛のほとんど、もしくはすべてを一手に引き受ける。こうしたメスのサルタンのなかで最もよく知られているのはレンカクやアメリカイソシギ、アメリカヒレアシシギなどの岸辺の鳥（渉禽類：シギ・チドリの仲間）である。たとえばヒレアシシギなどは、多いときには一〇羽のメスが互いに競い合い、一羽のオスを何マイルも追いかける。ライバルをすべて打ち負かしたメスは大切なオスのそばを片時も離れない。そうすれば自分だけがそのオスと交尾でき、彼が雛を育ててくれるオスの一羽になるからだ。

「性的役割が逆転した一妻多夫婚」は、うまくオスを獲得したメスにとって、明らかに進化上の夢を実現するものである。このメスは異性間の闘争の勝者であり、自分だけで、あるいはオスと共同で子育てをした場合に育てられる数以上の雛に遺伝子を残しているのだ。メスは自分の産卵能力をほとんどフルに活用している。ただし、それができるかどうかは、子育て全般を引き受けてくれるオスをめぐる戦いでほかのメスを打ち負かせるかどうかにかかっている。しかし、こうした戦略はどのように進化したのだろう。岸辺の鳥のオスはなぜ異性間の闘争に敗れ、一妻多夫の「夫」の一人に甘んじるようになったのだろう。たいていの鳥のオスはこうした運命を避けているし、なかには逆に一夫多妻婚のものもいるというのに。

　答は渉禽類のユニークな繁殖様式にある。彼らは一度に卵を四つしか産まず、雛は早成性で、卵から孵《かえ》ったときにはすでに羽毛に覆われ目も開いており、すぐに動きまわって自分で餌を探すことができるのだ。そのため親鳥は雛に餌を与えなくてもよく、捕食者から守り、温めてやるだけでよい。このくらいなら片方の親がいれば充分である。その他の鳥の場合はたいてい、雛に餌を与えるのに両方の親の力が必要とされる。

しかし孵化直後から活発に動きまわれる雛は、ふつうの無力な雛にくらべて、卵のなかにいるあいだに大きく成長する。そのため卵は並外れて大きなものとなる（ハトの卵は非常に小さく、生まれてくるのはふつうの無力な雛だ。一方、ニワトリの卵は大きく、しっかりとした早成の雛が生まれてくる。この違いをみればなぜ農家では、ハトではなくニワトリが飼われているのかがすぐにわかる）。アメリカイソシギの場合、一つの卵の重さは母親の体重の実に五分の一を占め、四つの卵となると、母親の体重のなんと八〇パーセントにもなるのである。一夫一妻のシギ類の鳥でもメスはオスにくらべるとやや大柄だが、それでもこんな巨大な卵を産むのは体力を使い果たす仕事だ。メスがこれほど苦労して卵を産んでくれれば、オスは早成性の雛をひとりで育て、それによって配偶相手を解放して体重を取り戻させるという、さほど厄介ではない責任を引き受けることで、短期的にも長期的にも利益を得ることができる。

短期的な利益とは、メスの体力が回復していれば、最初の卵が捕食者に食べられてしまった場合でも、またすぐに別の卵を産んでもらえるということだ。これはオスにとって大きな利点である。岸辺の鳥は地面に巣をつくるため、卵や雛を失う場合がとても多いからだ。たとえば鳥類学者のルイス・オリングが一九七五年にミネソタ州で観察を行なったところ、その地域のアメリカイソシギの巣は、一つ残らず一匹のミンクに壊されてしまったという。またパナマに生息するレンカクの調査では、五二個あった巣のうち四四個で雛が育たなかった。

配偶相手のメスに楽をさせることは、長期的にもオスに利益をもたらす。メスが一つの繁殖シーズンだけで体力を消耗しきらず、次の繁殖期まで生き延びれば、オスはもう一度このメスと交尾を行なうことができるのだ。人間の夫婦と同様に、経験豊かで睦まじい関係のカップルは、日の浅いカップルにくらべて上手に雛を育てていけるのである。

しかしこれらの鳥のオスも人間の男性と同じで、あとで報われることを期待してメスに寛大であると損をしかねない。オスが子育ての責任を一人で担うとなれば、配偶相手のメスはそれからの時間をいかようにも好きなように使うことができる。オスに報いることを選び、最初の卵が死んでしまって新しい卵が必要とされる場合に、オスのもとに留まっているメスもいるかもしれない。けれども、自分の利益を追求して、次の卵をすぐに温めてくれる別のオスを求めて去って行くメスもいるだろう。最初の卵がまだ生きており、オスがその卵を育てることに専念している場合には、メスは一妻多夫戦略をとることで、倍の数の遺伝子を残すことができるのだ。

当然どのメスも同じことを考えるので、独り者のオスの数は徐々に減っていき、彼らをめぐってメス同士の競争が生じる。繁殖シーズンに入ってしばらくすると、ほとんどのオスは最初の卵を温める作業にかかりきりで、それ以上親の責任を引き受けることはできない。繁殖期におけるアメリカイソシギやヒレアシシギでは、大人のオスとメスの数は同じだろうが、〈繁殖可能な〉オスとメスの比率は一対七にも達する。このように過酷な不均衡のおかげで、性的役割の逆転がさらに極端なほうへと進むことになる。大きな卵を産むため、メスの身体はすでにオスより若干大きかったのだが、他のメスとの争いに勝つためにさらに大きくなるよう進化した。また、親としての責任からますます離れ、求愛されるのではなく、自分からオスに求愛するようになった。

このように独特な生物学的特徴——とくに雛が早成性であること、少ないが大型の卵を産むこと、地面に巣をつくること、卵や雛の多くが捕食者の餌食になってしまうこと——が要因となって、渉禽類の鳥のオスは単独で子育てをし、メスはその義務を逃れて、巣から去っていくようになったのだ。しかし、ほとんどの海鳥のメスは一妻多夫婚の機会を活用できない。高緯度北極圏に生息するシギ類の仲間などはたいていそうだ。北極圏では繁殖シーズンが非常に短いので、一回しか卵を産み育てる時間がないのである。一妻多夫婚を頻繁に、あるいは習慣的に実行しているのは、熱帯地方に生息するレンカクや、アメリカイソシギのなかでも分布域の南部に生息するものなどわずかな種だけだ。渉禽類の性的特徴は人間のそれとはかけ離れているように思えるが、本書の主題を例証するものであり、とても参考になる。すなわち、生物の性的特徴は性以外の生物学的要因によって形作られるということがよくわかる。人間と違って対象が渉禽類だと、われわれは倫理観に縛られないので、この結論も容易に認められるのだ。

オスがメスと子を遺棄するという一般パターンから外れる最後の例外は、人間のように体内受精ではあっても、生まれた子供を片親だけで育てるのが難しい、あるいは不可能な動物だ。この第二の親たる父親に求められる仕事といえば、母親と子に餌を運んでやったり、連れ合いが餌探しに出かけているあいだ、子の面倒をみたり、縄張りを守ったり、子供になにかを教えたりすることだ。こうした動物では、オスの助けがないかぎり、メスが単独で子供に餌を与え、守るのは不可能である。オスにしても、受精したメスを置き去りにし、他のメスを探しにいった結果、子供が飢え死にしてしまっては、進化上の利益は得られない。すなわち、オスは自分の利益のために、身ごもったメスのもとに留まらざるをえないのだ。これはメスにとっても同じである。

われわれになじみ深い北アメリカやヨーロッパに生息する鳥のほとんどはこのケースに当てはまる。オスとメスは一夫一妻でつがいとなり、共同で子育てを行なう。そしてわれわれがよく承知しているように、ヒトもだいたいこのとおりである。最近ではスーパーマーケットの買物代行サービスやベビーシッターなどを雇うこともできるが、それでも片親だけで子育てをするのはまだまだ大変なことだ。狩猟採集生活を行なっていた時代には、片方の親が死んで孤児となった子供は、そのあと生き延びることが困難だった。父親も母親と同様に自分の遺伝子を残したいのだから、子供の世話は自分の利益にかかわる問題だ。だからほとんどの男性は配偶者と子供のために食料を調達し、彼らを守り、住む家を確保してきたのだ。その結果、人間の社会システムは名目上は一夫一妻制、もしくは、まれに裕福な男性が複数の女性を妻にするようになった。ゴリラやテナガザルなどオスも子育てをする数少ない哺乳類も基本的にはこれと同じである。

しかしオスとメスが家族の取り決めをしたところで、異性間の闘争がなくなるわけではない。子供が生まれる前につぎこんだ投資量の差から生じる母親と父親のあいだの利害の緊張関係が必ずしも解けるわけではないのだ。父親も子育てに参加する哺乳類や鳥でさえ、オスは世話をどこまで小さく手抜きできるかを見極め、できるだけ母親に任せて子供を無事に育てさせようとする。さらにオスは、ほかのオスの配偶者とも交尾を行なおうとするので、不幸にして配偶者を寝取られたオスは、何も知らずによそのオスの子供を育てることになる。オスが自分の配偶者の行動に病的なほど疑い深いのももっともである。

両親共同でする子育てに組み込まれたこうした緊張関係はマダラヒタキと呼ばれるヨーロッパ産の鳥でくわしい調査が行なわれている。ほとんどのヒタキ科のオスは一羽の配偶者しかもたないとされているが、複数のメスを求めるものも多く、かなりの数のオスがそれに成功する。ふたたび人間の性的特徴をテーマにした本書の数ページを割いて鳥の例を紹介するが、それには意味がある。というのも、（これから説明するように）ある種の鳥の行動は人間の行動と驚くほど似ており、しかも人間とは違って倫理に反するといった怒りを買うことはないからだ。

マダラヒタキの場合、一夫多妻婚は次のような仕組みになっている。春になると、オスは快適な巣穴を見つけ、その周辺に縄張りを構えて、メスに求愛し、交尾を行なう。メス（第一のメス）が産卵すると、オスは受精に成功していたことを知り、今や抱卵に忙しいメスが他のオスに興味をもつことはなかろう、どのみちメスは一時的に不妊の状態にあるのだと確信する。そこでオスは近くに新しい巣穴を見つけ、別のメス（第二のメス）に求愛し、交尾を行なうのである。

第二のメスが産卵すると、オスはふたたび受精に成功したと確信する。このころには第一のメスが産んだ卵が孵化しはじめる。オスは第一のメスの巣に戻り、労力のほとんどをつぎこんで雛に餌を与えるが、第二のメスが産んだ雛にはめったに、あるいはまったく餌を運ぼうとしない。数字がこの残酷さを物語っている。オスが第一のメスの巣に餌を運ぶ回数は一時間に平均一四回だが、第二のメスの巣に運ぶ回数はわずか七回なのだ。巣穴が見つかりさえすれば、ほとんどのオスは第二のメスを求め、そのうち三九パーセントのオスが首尾よくメスを獲得する。

明らかにこのシステムからは勝者と敗者が生まれる。オスとメスの個体数はほぼ同じであり、メスは配偶者を一羽しかもたないのだから、重婚のオスがいればその分、一度も交尾できない不運なオスがいるに違いない。最大の勝者は、（二羽の配偶者の分を合わせて）毎年平均八・一羽の雛の父親となる一夫多妻のオスである。一方、一夫一妻のオスは、平均五・五羽の雛しかもてない。一夫多妻のオスは、非交尾のオスにくらべて年長で身体も大きい傾向があり、最良の縄張りを構え、最良の生息域に最良の巣穴をもつことができる。その結果そうしたオスの雛は、他の雛より体重が一〇パーセント近く重く、他の小さな雛より生き残る確率も高い。

最大の敗者は、不幸にして一度も交尾できなかったオスである。一羽もメスを獲得できず、子孫をまったく残せない（少なくとも理論の上では——詳細は後述）からだ。第二メスも同じく敗者である。第一メスよりよほど必死に餌を探して雛を育てなければならないのだ。第二メスは一時間に二〇回も巣に餌を運ぶが、第一メスはたったの一三回だ。こうして第二メスは体力を使いはたし、早死にしてしまうのかもしれない。第二メスがどれだけ必死になったところで、ひとりで集められる餌は、第一メスがオスの協力を得て労せず集める餌の量にはおよばない。そのため飢え死にしてしまう雛もおり、第一メスの雛にくらべると生き延びるものが少ない（平均して三・四羽。第一メスの雛は五・四羽）。そればかりか、無事に成長を遂げたとしても、第一メスの雛にくらべると身体が小さく、冬期や渡りといった過酷な環境を生き延びることが難しい。

右の数字からも過酷な状況が見てとれるが、なぜメスは「第二夫人」という運命を受け入れるのだろう。生物学者たちが従来推測してきたところによると、第二のメスがその運命を受け入れるのは、たとえ放っておかれるにしても、優れたオスの配偶者になるほうが、劣悪な縄張りをもつ冴えないオスの唯一の配偶者になるよりましだからだということだった（人間の社会でも、同じ理由から裕福な既婚男性の愛人になる女性がいる)。しかし実際には、メスはその後の運命を承知のうえで第二のメスになるのではなく、オスにだまされているだけだということがわかった。

一夫二妻のオスがメスをだますときのコツは、第一の巣穴から二〇〇~三〇〇メートルほど離れた場所に第二の巣穴をつくることである。二つの巣穴の間には、いくつものほかのオスの縄張りをまたぐことになる。驚くことに、第一の巣穴の近くに何十ものよさそうな巣穴があっても、オスはそこでは第二メスに求愛しようとしない。二つの巣穴の距離が近いほうが行き来の時間を節約できるし、雛に給餌する回数も増やすことができる。それに行き来の最中に配偶者を別のオスに寝取られる危険も減るだろう。このような不利な条件にもかかわらず第二の巣穴を遠くに構えるのは、第二のメスを欺き、すでに配偶者があることを隠しておくためだとしか考えられない。子孫を残すという切迫した問題の前では、ヒタキのメスはとくにだまされやすくなっている。卵を産んだあとでは、オスに別の配偶者がいることを知ったところで、もう手の打ちようがない。卵を見捨てて新しい配偶者を探し、それが前のオスよりましであることを願うより(どのみち新しいオスにしてもその多くは重婚オスだろう)、すでに産んだ卵を育てたほうがましである。

マダラヒタキのオスにはもう一つ戦略がある。男性の生物学者たちはこの戦略に、倫理に反さないように聞こえる「混合繁殖戦略（Mixed Reproductive Strategy 略してＭＲＳ）という名前を付けた。この戦略は、すでに配偶者のいるヒタキのオスが、別のオスの配偶者とこっそり交尾を行なおうとするものだ。よそのメスが一時的に単独で巣にいるのを見つけると、オスはそのメスと交尾をしようとし、成功することも少なくない。メスに近づくときには大声でさえずることもあるし、静かに忍び寄ることもあるが、後者のほうが成功率は高い。

ＭＲＳはわれわれの想像を超えるほど頻繁に行なわれている。モーツァルトのオペラ『ドン・ジョバンニ』の第一幕で、ドンの下僕のレポレロはドナ・エルビーラにほらを吹く。ドン・ジョバンニはスペインだけでも一〇〇三人の女性と関係をもったというのだ。これはかなりの数だが、よく考えれば人間の寿命は長い。ドン・ジョバンニの女性遍歴が三〇年間の話だとしたら、彼は一一日おきに異なるスペイン女性と関係をもったにすぎない。これにたいして、オスのムナオビエリマキヒタキはほかのオスが（餌を探しにいくなどして）一時的に配偶者のもとを離れた場合、平均して一〇分以内にその縄張りに侵入し、三四分の隙があれば、巣にいるメスと交尾を行なってしまうのである。観察によれば、マダラヒタキが行なったすべての交尾のうち二九パーセントがペア外交尾（Extra-Pair Copulation 略してＥＰＣ）だとわかっており、雛の二四パーセントが「非嫡出子」であると推定されている。またほかのオスの巣に侵入してメスと交尾を行なうオスは、近接する縄張りの主であることが多い。

配偶者を寝取られたオスにとってはＥＰＣやＭＲＳは進化がつくりだした災難だ。短い一生のなかの繁殖シーズンをまるごと一つ無駄にして、ほかのオスの遺伝子を受け継ぐ雛に餌を与えつづけたのだ。逆にＥＰＣを行なったオスは大きな成功を収めたかに見えるが、少し考えてみると、オスのバランスシートの計算は見かけほど単純でない。あるオスが巣を留守にしてメスをくどいているあいだに、別のオスがやってきて自分のメスと交尾を行なってしまうこともあるからだ。配偶者がメスから一〇メートル以内の距離にいるときには、ＥＰＣは滅多に成功しないが、それ以上離れると、成功率は急激に上昇する。ということは、別の巣で過ごすことが多く、二カ所を行き来するにも時間がかかる重婚者のオスにとって、ＭＲＳはとくに危険な戦略なのである。重婚オスは自らもＥＰＣを試み、平均二五分おきに別のオスの巣に侵入するが、その間自分の巣にも一一分おきに別のオスが忍び込みＥＰＣをはたそうとしているのだ。つまり、よそのメスを求めて巣を離れているまさにその最中に、自分の配偶者もまた別のオスに必ず狙われているのである。

このような統計からすると、マダラヒタキのオスにとってＭＲＳはどうかと思うような戦略だが、彼らもリスクを最小限にする知恵はそなえている。配偶者が妊娠するまでは、巣から二、三メートル以上は離れず、ひたすらメスを守り、メスが妊娠してはじめて、巣を離れて別のメスを探しにいくのである。

ここまで動物界の異性間闘争がさまざまな結果を引き起こすのをみてきた。以下では、動物界での見取図のうえでヒトはどう位置づけられるのかを考えてみよう。ヒトのセクシュアリティは独特だが、異性間闘争という点では実にふつうである。つまり、体内受精を行ない、両親そろって子育てを行なう多くの動物と同じなのである。逆に言えば、体外受精を行ない、片方の親だけが子育てを行なう、もしくはどちらも行なわない、その他のほとんどの動物とは異なるということだ。

ヒトの場合、ほとんどの哺乳動物やヤブツカツクリ以外の鳥と同様に、受精したばかりの卵は自力で生きていけない。実際、ヒトの子供が自力で食料を見つけ、生きていけるようになるまでには、少なくとも他のあらゆる動物と同じくらいの時間はかかるし、大多数の動物にくらべるとその時間はずっと長いのだ。したがって親はどうしても子供の面倒をみなくてはならない。ここで問題となるのは、どちらの親がそれを引き受けるのか、もしくは両方が子育てをするのか、という点だ。

これまでみてきたように、動物の場合にそれを決めるのは、父親と母親のどちらが胚にたいしてより大きな投資義務を負ってきたか、子育てを選択することによって別の繁殖機会を失うかどうか、自分が親であることに確信がもてるか、という三つの要因だった。最初の要因に関してみると、ヒトも母親のほうが父親より大きな投資義務を負っている。受精の段階ですでに、卵は精子よりはるかに大きい。しかし射精全体を考えれば、投資の大きさは同等、あるいは逆に男性のほうが大きいかもしれない。母親は受胎後も九カ月にわたって時間とエネルギーを胎児に捧げ、約一万年前に農業がはじまるまであらゆる人間社会で営まれていた狩猟採集生活の条件下では、出産後も四年ほどは授乳をつづけた。私自身も覚えがあるのだが、妻が息子たちに授乳していたときには、食べ物が瞬く間に冷蔵庫から消えていったものだ。女性は授乳することで莫大なエネルギーを消費しているのである。授乳期の母親が一日に消費するエネルギー量は、適度に活動的な男性の消費量を凌ぐほどで、女性でこれを上まわるのはトレーニング中のマラソン選手だけである。そのため、妊娠したばかりの女性がダブルベッドから身を起こし、夫や恋人の目をみつめ、こんなことを言えるはずはないのである。「この子に生きてほしいなら、あなたが育ててちょうだいね。私はやらないから!」。夫や恋人のほうも、こうした台詞がはったりであることを見抜いている。

子育てをめぐる男女の相対的利益に影響を与える二番目の要因は、子育てによって失う繁殖機会の違いである。女性は妊娠期間と授乳期間（狩猟採集生活の社会においてはとくに長い）に時間を拘束されてまったく余裕がないので、ふたたび子供をつくることはできない。伝統社会では女性は一時間に何度も授乳したので、その結果ホルモンが分泌され、数年間にわたって月経が停止する状態がつづいていた（授乳性無月経と呼ばれる）。したがって狩猟採集社会では出産も数年おきだった。現代社会においては、女性が母乳を控え哺乳瓶による授乳を好むことや、数時間おきに授乳する（現代女性にとってはそのほうが便利である）ことから、出産後数カ月でふたたび妊娠できる状態になる。こうした状況では、女性はすぐに月経サイクルを再開するからだ。しかし、母乳を与えず、避妊もしていない現代女性でも、出産から一年以内に再出産する人はほとんどいないし、一生のうちに一二人を超す子供をもうける女性も滅多にいない。記録によると史上最も子だくさんの女性は、生涯になんと六九人の子供をもうけた（十九世紀のモスクワに住んでいた女性で、三つ子を数多く出産した）という〔ギネスブックに記載されている〕。驚くべき数字だが、このあと紹介する男性にくらべれば大したことはなかろう。

つまり複数の夫をもったからといって女性が出産する赤ん坊の数は増えるわけでは

ないのだ。それに一妻多夫婚を慣習にしている社会はきわめてわずかである。一妻多夫婚の社会のなかでも唯一、かなり研究が進んでいるチベットのトレバ社会について言えば、二人の夫がいる女性のもつ子供の平均数は、一人しか夫のいない女性の子供の数とほぼ同じである。トレバの女性が重婚する理由はむしろ、この社会の土地相続制度と深くかかわっている。男性は兄弟で同じ女性と結婚することが多い。そうすればただでさえ狭い所有地を再分割しなくても済むからだ。

したがって、女性は自分の子供を育てることを「選択」しても、別の大きな繁殖の機会を逃すわけではない。これにたいして一妻多夫のヒレアシシギのメスは、一羽しか配偶者がいないと平均一・三羽の雛しか残せないが、配偶者を二羽囲えれば雛の数は二・二羽になるし、三羽占有できれば三・七羽にもなる。先に述べたように、理論の上では世界中の女性を妊娠させることができる男性とは異なり、女性は夫の数が増えても子の数を増やせないのである。一妻多夫のトレバの女性は遺伝的な利益を得るわけではないが、十九世紀のモルモン教徒の男性にとって一夫多妻制は有益だった。妻が一人しかいなかった男性は、生涯に平均七人しか子供をつくれなかったが、妻が二人だと子供の数も一六人、三人だと二〇人というぐあいに増え、教会の長老のように五人も妻がいた男性は二五人の子供をもったのである。

しかしこの例などはまだ序の口で、近世の王子たちは何百人もの子供を残している。直接子育てをしなくても、中央集権国家の財産を思うまま子供たちの養育につぎこめたからだ。十九世紀のハイデラバッド（インド）のニザムという王子はとくに大きなハーレムをもっていた。ある人が宮殿を訪れたところ、八日間の滞在中にニザムの妻のうち四人が出産し、その翌週には九人が出産予定だったという。生涯に最も多くの子供を残したと記録されているのはモロッコ皇帝モーレイ・イスマイル（血飢王）で、七〇〇人の息子がいたと信じられている。記録にはないが、娘の数も同じくらいだっただろう。以上の数字から明らかなように、男性は一人の女性を妊娠させただけで子育てに専念してしまうと、あまりにも大きな繁殖機会を棒に振ってしまうことになる。

なぜ子育てが女性よりも男性にとって遺伝的に報われることが少ないのか、その最後の要因は、父性についての疑いを拭いきれないという、体内受精を行なうすべてのオスに共通の疑念である。子育てを選択した男性は、ライバルの遺伝子を伝える努力をしているかもしれないというリスクを知らず知らずのうちに負っている。この生物学的な事実を背景として、いくつもの不愉快な慣習が生まれた。さまざまな社会において男性たちはこうした慣習を利用し、妻と他の男性とのセックスの機会を奪うことで、父性の確信を得ようとしてきたのだ。花嫁が処女であることが証明されたときにのみ高い婚資が支払われるというのもそうした慣習の一つだ。また伝統的な姦通法でもその対象となるのは女性だけだ（それにかかわった男性には適用されない）。女性にお目付役がついたり、事実上監禁されたり、既婚・未婚を問わず性欲を抑制するために「女子割礼」（陰核切除）を施されたり、鎖陰（夫が留守をするときに妻の大陰唇を縫合してほぼ閉じてしまい、性交ができないようにする）されたりするのもそうである。

これら三つの要因——親の投資義務の大きさの性差、子育てによって失う繁殖機会の差、親であることの確からしさの差——から、男性は女性より子供や配偶者を捨てやすい傾向がある。しかし男性はハミングバードやトラ、その他の動物のオスとは違い、性交の直後に簡単に飛んで逃げたり、歩き去ったりはできない。また残していく女性にはその後の自分の遺伝子の生存を助けてもらわなくてはならないわけだが、彼女にその仕事をこなせるだけの能力があるかどうかにも確信がもてない。ヒトの乳児には実際のところ両親が必要で、伝統社会においてはとりわけそうである。第五章でみるように、父親の世話と呼ばれる諸活動にはわれわれが表面的に思う以上に複雑な機能があり、伝統社会においては多くの、もしくはほとんどの男性が何の疑問ももたずにきちんと子供や妻の面倒をみていた。こうした世話行動には以下のようなものが含まれる。食料を調達し、分け与えること。捕食者から妻子を守るのみならず、妻に性的関心をもち、子供たちを（潜在的な継子とみなし）繁殖を妨げる厄介者視しているよその男性からも妻子を守ること。土地を手に入れ、産品を得られるようにすること。家を建て、庭をつくり、そのほか有益な力仕事をすること。子供、とくに息子を教育し、生き残るための力をつけさせることなどだ。

だれもがよく知っているように、男性と女性では婚外性交にたいして異なった態度をとるが、その生物学的基礎も子育てから得る遺伝的価値に性差があることに根差している。伝統的な人間社会では、子供には父親の世話が不可欠だったので、男性は既婚の女性と婚外性交し、その夫が、他人の子とは知らずに生まれた子供を育ててくれた場合に最も大きな利益を得た。男性と既婚女性が浮気をすることで、男性は子の数を増やせるが、女性は増やせない。この決定的な違いから男性と女性が婚外性交に走る動機も異なってくる。全世界のさまざまな社会を対象に行なわれた社会調査によると、男性は女性にくらべて、偶発的なセックスや短期間の肉体関係など、バラエティーに富んだ性行動にたいしてより強い興味を抱いていることがわかった。男性がそのような行動傾向を示すのももっともなことである。女性とは異なり、男性はこうした行動傾向を通じて、遺伝的成功を最大化できるからである。一方、女性が婚外性交にかかわる動機は、結婚生活に満足がいかないからという自己報告が多い。夫に不満な女性は新たな長期的関係を求める傾向があり、再婚を求めたり、現在の夫よりも財力のある男性や、よい遺伝子をもつ男性と長期的な婚外関係を求めたりするのである。

3 なぜ男は授乳しないのか？

今日では、われわれ男性も子育てを分担するのが当然とされている。言い逃れは通用しない。実際の話、妻が子供にしてやれることで夫にできないことなどなに一つないのだから。そんなわけで、一九八七年に双子の息子が生まれると、私は当たり前のように赤ん坊のおむつを替え、もどしたものをきれいに拭きとり、その他もろもろの親としての義務をはたすようになった。

私が勘弁してもらえた唯一の仕事は、赤ん坊にお乳をやることだった。それは妻にとってても見るからにたいへんそうな仕事だった。友人たちからは、きみもホルモンを注射してその重荷を分かちあってやったらどうだい、とからかわれたものだ。しかし生物学的事実によって無慈悲にも、性の平等を主張する人びとの前に、このメスの特権（あるいはオスの逃げ口上）が最後の砦のように頑として立ちはだかっているようだ。オスには授乳のための解剖学的器官がないこと、また授乳の引金になる妊娠という経験もないこと、さらに乳汁分泌に必要なホルモンもないことは、明白な事実と思われている。一九九四年まで、全世界の四三〇〇種の哺乳類のうち、通常の状態でオスに乳汁分泌が起こりうる種は一つとしてなかった。このように、オスに乳汁分泌が起きないということは、もはや議論の余地のない解決済みの問題のように見えるかもしれない。そして、ヒトの性の特異な側面がどのように進化してきたかを述べる本がこんな問題をとりあげること自体、二重の意味で不適切だと思われるかもしれない。つまるところ、この問題の答は進化理論がどうこう言うまでもなく、生理学上の事実に即して定められたものなのであり、また乳汁分泌がメスにしか起こらないということもあらゆる哺乳類に普遍の現象であって、なにもヒトだけの特異な現象ではないとみられているのだ。

ところが実際には、オスの乳汁分泌の問題は、これまでの異性間の闘争に関する話からしっかりつながってくる。ヒトの性を理解するには、純粋に生物学的な説明だけでは決して充分でなく、進化的な意味づけが欠かせない。この問題はそれを如実に示している。たしかに哺乳類のオスが妊娠することはないし、哺乳類のオスの大多数が普通は乳汁分泌をしないことも事実である。だがここで納得してはいけない。大事なのは、なぜ哺乳類はオスではなくメスだけに乳汁分泌を起こさせるような遺伝子を進化させたのかと問うことだ。なぜメスだけにそのための解剖学的器官を与え、その引金となる妊娠という経験をさせ、それに必要なホルモンを分泌させたのか？　ハトはオスもメスも、嗉嚢《そのう》からいわゆる「ハト乳」を分泌して雛を育てる。ではなぜヒトの男性は、女性と同じように乳をださないのだろう？　タツノオトシゴの場合、妊娠するのはメスではなくオスだ。ではなぜヒトはそうではないのだろう？

乳汁分泌のための前提と考えられているのが妊娠であるが、これについて言えば、哺乳類のメスの多く——多くの（ほとんどの？）ヒトの女性も含む——は妊娠という契機がなくとも乳をつくることができる。また哺乳類のオスの多く——ヒトも含む——も適当なホルモンを与えられれば実際に胸を発達させ、乳汁を分泌する。ある特定の状況下では、かなりの割合のヒトの男性がホルモン投与を受けなくとも、胸を発達させ、乳をつくる。家畜のヤギのオスが自発的に乳汁分泌をするのは昔から知られているし、野生の哺乳類のオスが乳汁分泌したという例も、最近になって報告されている。

このように、男性は生理学的にみても乳汁分泌が充分に可能なのだ。あとでみるように、現代の男性が乳汁分泌することは、ほかの大多数の哺乳類のオスの場合にくらべて進化的にも理にかなったことだといえるだろう。とはいえ、ごく普通の男性は乳を出せないという事実は消えないし、ほかの哺乳類にとっても、最近報告された唯一のケースを除けば、やはり正常なことではない。自然淘汰は明らかに男性に乳汁分泌をさせることができたはずなのに、なぜそうならなかったのか？　これはたいへん重要な疑問で、たんにオスには必要な器官がないからというだけでは答にならない。オスの乳汁分泌には、性の進化における主要なテーマのすべて――進化におけるオス・メス間の対立、父性や母性の確からしさの重要性、繁殖における両性間の投資の違い、種ごとの生物学的遺伝的制約など――がみごとに盛りこまれている。

これらのテーマを探る第一歩として、まずは皆さんの、「いまさらオスの乳汁分泌についてなんて、そんなことは生理学的にも不可能に決まっているではないか」という思いを打破していただかなければならない。オスとメスとの遺伝的な違いというのは――乳汁分泌が普通はメスだけに生じたことも含めて――実際にはごくわずかであると同時に、不安定なものなのだ。この章では、オスにも乳汁分泌が充分可能であることを皆さんに納得してもらい、さらに、理論上は可能であるにもかかわらず、なぜこの能力が普通は発現せずに抑えられているのかを考えていくことにしよう。

われわれの性は、究極には各人の遺伝子によって規定されている。ヒトの場合、その遺伝子はそれぞれの体細胞のなかで、染色体という二三対のごく微小なかたまりのなかに束ねられている。二三対の染色体のそれぞれ片方は母親から獲得したもので、もう片方は父親から獲得したものだ。ヒトの二三対の染色体は、それぞれ外観が異なっているので、番号をふって他とはっきり区別することができる。一番染色体から二二番染色体までは、顕微鏡で見ると、対になっている同士が互いにそっくりな形状をしている。ところが二三番染色体だけは、対の二つがそれぞれまったく異なっていて、これがいわゆる性染色体である。ただし、その違いが現われるのは、男性の場合だけだ。男性の性染色体は、大きな染色体（X染色体）と小さな染色体（Y染色体）が対になっている。これにたいして、女性の場合は、二つのX染色体が対になっている。

性染色体はどんな働きをもっているのだろう？　X染色体に載っている遺伝子の多くは、性別にかかわりのない形質を特定する。たとえば赤と緑を識別する能力などだ。一方、Y染色体には精巣の発現を特定する遺伝子が載っている。受精後五週間で、ヒトの胎児は性別にかかわらず、精巣とも卵巣ともなりうる生殖腺を成長させる。もしY染色体があれば、このどちらにもなりうる生殖腺が成長をはじめて、七週目には精巣となりはじめる。逆にY染色体がなければ、生殖腺はすぐには変化せず、一三週後にようやく卵巣として成長しだす。

こう言われて驚いた人もいるかもしれない。女児の二番目のX染色体が卵巣をつくり、男児のY染色体が精巣をつくるのだと思っていた人もいるのではないだろうか。

ところが実際には、染色体異常によって一つのY染色体と二つのX染色体を与えられた人はほぼ男らしい特徴をそなえ〔クラインフェルター症候群〕、三つ、あるいは一つだけのX染色体をたまたま与えられた人はほぼ女らしい特徴をそなえることになる〔X染色体が一つのみの女性はターナー症候群〕。このように、二つの可能性をもった生殖腺原基は、何も邪魔するものがなければ、自然に卵巣となるべく成長するはずなのだ。これが精巣に変わるには、特別な何か、つまりY染色体が必要なのだ。

とかく人はこの単純な事実に情緒的な意味あいを加味して言い換えたくなってしまうようだ。内分泌学者のアルフレッド・ジョストはこう言っている。「男になるということは、長く、たいへんな、危険をともなう冒険なのだ。女へと向かう内在的な流れに対抗する一種の闘争なのだから」。男性至上主義者ならそれだけにとどまらず、男になるのは英雄的な行為だと叫び、女になるのはしかたなく選んだ安易な行為なのだと言い捨てるかもしれない。逆の立場からは、女であることこそ人間の自然な状態なのであり、男になるのは病理的な逸脱にすぎず、女を増やすための代償として不本意ながら黙認しなければならないことなのだと考える人もいるかもしれない。私としては、たんにY染色体が生殖腺を卵巣に成長させる方向から精巣に成長させる方向に切り替えているだけのことと考え、生物現象を超えた抽象的な結論はいっさい導かないことにしたい。

しかし男性にそなわるのは精巣だけではない。ペニスや前立腺をはじめとして、男性に不可欠な器官はほかにもいろいろとある。それは女性にしても同じことで、卵巣だけでは女性の証明ではない（たとえば膣もその一つだ）。実際、胎児には生殖腺以外にも、同じように二つの可能性をもつ原形構造がそなわっている。しかし生殖腺原基と違って、それ以外の器官は二極のどちらへも進む可能性を秘めており、Y染色体の影響を直接に受けるわけではない。精巣それ自体がつくる分泌物がその後の発生を方向づけるのだ。この分泌物によって、二極構造は男性器官へと成長していくが、精巣からのこの分泌物がないと、同じ構造が女性器官へと成長していくのである。

たとえば、妊娠八週目に入ると、精巣は早くもステロイド性のホルモン、テストステロンを分泌しはじめる。そのうちの一部が、テストステロンの一種であるジヒドロテストステロンに変わる。これらの男性ホルモンが、胎児の多目的構造の一部を、亀頭や陰茎や陰嚢に変える。もしも男性ホルモンの影響がなければ、この同じ構造が陰核や小陰唇や大陰唇になる。またこのころ、胎児はやはり二つの可能性をもつ二本の導管をのばしはじめる。ミュラー管とウォルフ管である。精巣がなければウォルフ管は退行し、ミュラー管が成長して、女の胎児の子宮や卵管や膣となる。一方、精巣があれば逆の現象が起こる。男性ホルモンがウォルフ管を刺激して、男の胎児の精嚢や精管や精巣上体を成長させる。同時に、精巣から分泌されるタンパク質、いわゆるミュラー管抑制ホルモンが、その名の示すとおりのことを行なう。すなわちミュラー管が内部女性器官に成長していくのを妨げるのである。

Y染色体によって精巣がつくられ、ついで精巣の分泌物の有無によってそのほかの男女の構造が決まるのだから、最終的にできあがる解剖構造に、性的にあいまいな部分が残るはずはないと思われるかもしれない。Y染色体があれば一〇〇パーセント男性器官ができ、Y染色体がなければ一〇〇パーセント女性器官ができるはずだと考える人もいることだろう。

だが実際には、卵巣や精巣をはじめとして、これらのあらゆる器官がつくられるには、長い一連の生化学的な段階が必要となる。各段階ごとに一個の高分子物質、すなわち酵素が合成され、各酵素は一個の遺伝子によって特定される。どんな酵素も、対応する遺伝子に突然変異が起これば、欠けたりなくなったりする。したがって、ある種の酵素が欠損すると、男性の両性具有者、つまり精巣と女性器官もあわせもつ人が生じたりする。酵素の欠損した男性両性具有者においては、この酵素が欠損する前の代謝経路の各段階では他の酵素がはたらいていたので、そこまでは男性器官は正常に発現する。しかし、欠損酵素それ自体もしくはその後の生化学的過程の影響で、男性器官は成長を妨げられ、女性器官に変わってしまったり、未発達の状態にとどまってしまったりする。たとえば、ある種の両性具有者は、一見ごく普通の女性のように見える。それどころか、「彼女」は平均的な本当の女性より、はるかに男性が理想とする女性の見た目のよさをそなえている。「彼女」の胸はとても豊かで、「彼女」の脚はすらりと長いのだ。このため、美しい女性ファッションモデルが、実は一個の突然変異遺伝子をもった男性であったのに、大人になって遺伝子検査を受けるまでわからなかったというケースが再三起こっているのである。

この種の両性具有者は、生まれたときにはごく普通の女児のように見えるし、また外面的にはごく普通の発達をとげて思春期まで至る。この問題はなかなか気づかれず、思春期の「少女」が初潮が起きないからと医者に相談してようやくわかるということさえ少なくない。この時点で、医者は月経のはじまらない単純な理由を発見する。患者には子宮も卵管も上部膣もないのだ。膣は五センチほど先でとぎれてしまっている。さらに検査をすると、正常なテストステロンを分泌する精巣が、正常なY染色体によってプログラムされているのだが、ただし普通と違ってその精巣が鼠蹊《そけい》部の「陰唇」

に埋もれてしまっていることがわかる。言い換えれば、この美しいモデルは本来なら普通の男性となるべきところを、たまたま遺伝的な欠陥によって生化学反応がブロックされ、テストステロンに反応できなくなってしまったのだ。

このブロックが生じる箇所は、正常であればテストステロンとジヒドロテストステロンが結合する細胞のレセプター（受容体）であることがわかっている。本来ならここでできる男性ホルモンがその後の普通の男性としての成長の引金になるはずなのだ。この人のY染色体は正常なので、ごく普通に精巣が形成され、その精巣が普通のミュラー管抑制ホルモンをつくり、さらにこのホルモンが正常男性と同じように子宮や卵管の成長を妨げる。しかし、一般の男性にそなわっているテストステロンにたいする反応機構がとぎれてしまっている。したがって未分化の胎児の性器官は、男性ホルモンの不在によって女児と同じように成長することになる。すなわち男性のではなく女性の外部生殖器がつくられ、ウォルフ管や、男性器官となるべき内部生殖器が萎縮していく。実際には、精巣と副腎は少量の女性ホルモンを分泌しているのだが、普通は男性ホルモンの細胞レセプターがこれをはねつけている。したがって男性両性具有者はこのレセプターがまったく機能しない――普通の女性ではわずかながら機能している――ので本物の女性以上に女性らしい外観になってしまうというわけだ。

このように、包括的に見れば男性と女性の遺伝的差異は、ささやかなものにすぎない。ただし、そのわずかな違いの生む結果が大きな相違として現われるのである。二三番染色体上の少数の遺伝子は、ほかの染色体上の遺伝子と手を組んで、最終的に男と女のあらゆる違いを決定する。もちろんこの性差には、たんに生殖器官そのものの違いだけでなく、思春期以降の性にかかわるその他もろもろの違いが含まれている。たとえばひげや、体毛や、声の高さや、胸の発達などの性差である。

テストステロン、およびその化学的誘導体が実際に個体に与える影響は、年齢や器官や種によってさまざまに異なる。動物では、オスとメスのあいだには大きな違いがあり、それはたんに乳腺の発達の差だけにとどまらない。ヒト上科の霊長類——ヒト、およびヒトに最も近縁の類人猿を含む——でさえも、オスとメスそれぞれにはっきりとした違いがあることはよく知られている。たとえば、動物園に行ったり写真を見たりすればわかるように、成熟したオスとメスのゴリラは遠目にも明らかに姿態が異なっている。ゴリラのオスはメスよりはるかに大きい（体重はメスの約二倍だ）し、頭のかたちも違い、背中はメスと違って銀色の体毛におおわれている。ヒトの男性も、ゴリラほどはっきりした違いではないが、やはり女性よりもわずかに大きく（体重は女性より平均二〇パーセントほど重い)、筋肉が発達しており、ひげが生える。こうした違いの程度も、ヒトの住む地域によってまた異なっている。たとえば東南アジア人やネイティブ・アメリカンの場合、男女差はあまり目立たない。この地域に住む男性はヨーロッパや南西アジアに住む男性にくらべ、概して体毛が少なく、ひげも薄いのだ。一方ある種のテナガザルになると、外見上オスとメスの差がほとんどなく、生殖器を調べてみないことには区別ができないほどだ。

とくに有胎盤類では、オスにもメスにも乳腺がある。乳腺があまり発達せず、機能をはたさないのは大部分の哺乳類のオスに言えることだが、その程度には種によって違いがある。極端な例をあげれば、マウスやラットのオスの場合、乳腺組織が乳管や乳頭をつくることがなく、外からも見えない。これと対照的なのがイヌや霊長類(ヒトも含めて)で、オスでもメスでも乳腺が乳管や乳頭をつくり、思春期にはいるまでは性差がほとんど見られない。

思春期にはいると、生殖腺や副腎や下垂体から分泌されるホルモンの影響で、哺乳類の性差はしだいに外面に現われてくる。妊娠中や乳汁分泌中のメスの体内で放出されるホルモンは、乳房をさらに大きく発達させ、乳をつくりはじめる。これが授乳によって刺激され、反射的に乳が出る。ヒトの場合、乳がつくられるのはおもにプロラクチンというホルモンの影響だ。一方ウシの場合だと、この働きをつかさどるホルモンは、ソマトロピン、別名「成長ホルモン」などである（現在、このホルモンがどれほど乳牛の乳汁分泌を刺激しているかは論争中だ）。

ここで強調しておかなければならないのは、ホルモンにおける性差は絶対的なものではなく、程度問題だということだ。ある特定のホルモンについては、どちらかの性のほうが濃度も高く、反応するレセプターも多いということにすぎない。とくに、妊娠しなければ胸の発達や乳の分泌に必要なホルモンが得られないというわけでもない。たとえば、哺乳類のいくつかの種では、普通、ホルモンの循環が刺激となって新生児から乳が分泌される。これがいわゆる「魔乳」である。エストロゲンやプロゲステロンなどのホルモンを直接注入すれば（これは通常、妊娠中に分泌されるものだ）、交尾経験のないメスのウシやヤギでも、胸が発達し、乳がつくられる。この効果はオスの子ウシやヤギ、テンジクネズミでも生じる。ホルモンを注入された処女ウシは、平均すれば、実際に子を産んで授乳している異母姉妹と同じくらい多くの乳を出す。もちろん、ホルモンを注入されたオスの子ウシが分泌する乳の量は、処女ウシよりははるかに少ない（次のクリスマスにはスーパーマーケットでオスの子ウシのミルクを手に入れようなどと考えてはいけない）。とはいえ、これはべつに驚くことではない。オスの子ウシは、あらかじめ可能性がかぎられているからだ。オスの子ウシの乳房はさほど発達していないので、ホルモン投与された処女ウシがもてるような乳腺組織をすべてそなえることはできないのだ。

男性や、妊娠や授乳をしていない女性にたいしても、ホルモン注射や局部塗布によって、普通なら起こりえない胸の発達や乳の分泌を生じさせる方法はいくらでもある。エストロゲンを投与されている男女のガン患者は、プロラクチンを注射されると乳を分泌するようになった。ある六十四歳の男性患者は、ホルモン投与が停止されてからも七年間にわたって乳の分泌がとまらなかった（この観察記録は一九四〇年代のもので、人権擁護委員会によって医療研究の規制が行なわれるようになるずっと前のことである。現在では、こうした実験は禁止されている）。普通なら起こらないはずの乳汁分泌が、精神安定剤を服用している人びとに見られることもある。これは精神安定剤が視床下部に影響をおよぼすためだ（視床下部はプロラクチンをつくる下垂体をつかさどっている）。同じように、外科手術後の回復期にある患者に乳汁分泌が見られることもある。手術によって授乳をうながす神経が刺激されたのだ。また、エストロゲンとプロゲステロンの入った避妊ピルを長期にわたって服用している女性に見られることもある。私のお気に入りの事例は、男性至上主義者のある夫の例である。彼はつねづね妻の胸が「貧弱」だとこぼしていたのだが、気がつくと、なんと自分自身の胸が発達しはじめていた。実は、彼の妻が夫の願いにしたがって乳房の成長を刺激するエストロゲンのクリームを塗りたくっていたところ、そのクリームがこすれて夫の胸についてしまっていたのだ。

ここまでのどの例にしても一般の男性の乳汁分泌とは関係ないではないかと思いはじめた人もいるかもしれない。ホルモン注射や外科手術といった医療措置が介在している例ばかりだからだ。しかし、べつに高度な技術をともなう医療措置を用いなくとも、普通なら起こらないはずの乳汁分泌が起こることがある。哺乳類のいくつかの種では、乳頭に繰り返し機械的な刺激を与えるだけで、処女メスにも乳の分泌が起こる。これはヒトでも起きる。機械的な刺激を与えることで、中枢神経系を介して乳頭とホルモン分泌腺を結びつけている神経の反射が生じ、自然にホルモンが分泌されるというわけだ。たとえば、性的に成熟してはいるがまだ交尾をしたことのないメスの有袋動物は、別のメスが産んだ子に乳首を吸わせるだけで、刺激を受けて乳汁分泌を起こす。同じように、処女ヤギの「搾乳」も、乳汁分泌をうながす刺激となる。この原理は男性についても当てはまるだろう。手で乳頭を刺激すれば、男性でも授乳期にない女性と同様に、プロラクチンが放出されるからだ。十代の少年が自分の乳頭を刺激した結果、乳汁分泌を起こすのは珍しいことではない。

ヒトにおけるこの現象の例として、お気に入りの例を一つあげよう。多くの新聞に配信されている人生相談「ディア・アビー」に、一通の投書がきた。投書の主はある未婚女性で、新生児を養子にするところなのだが、ついてはその子に自分のお乳をやりたい、ホルモン剤を飲めばそれが可能になるだろうか、とアビーに相談していた。アビーの答はこうだった。とんでもない、毛が生えてくるのがおちです！ これに憤慨した読者から、何通かの反論が寄せられた。それによれば、似たような状況にある女性たちが、繰り返し胸に乳児を抱くことによってお乳をやることに成功しているのだという。

医師や授乳の専門家の最近の実験結果によれば、たいていの養母は三、四週間もすれば多少の乳を出せるようになるという。これから新生児を養子に迎えようとする女性には、その下準備として、その子供の出産予定日の一カ月ほど前から、数時間おきに乳房ポンプを使って乳頭を刺激することが薦められている。現代式の乳房ポンプができる前のはるか昔には、子犬や乳児を繰り返し胸にあてがうことによって、同じような効果を得ていた。とくに伝統的な社会では、妊娠した女性の健康がすぐれず、その母親がいざというときにそなえて自分で娘の産んだ子に授乳できるようにしておこうとした場合に、よくこうした準備が行なわれていた。報告されている事例のなかには、七十一歳になる祖母が授乳をしたケースもある。まるで旧約聖書に出てくるルツの義母ナオミのような話だ（信じられなければ、聖書を開いて、ルツ記第四章第一六節を見てほしい）。

飢餓からの回復期にある男性の場合、胸が発達するのは珍しいことではなく、場合によっては自然に乳汁分泌が起こることもある。第二次世界大戦後に強制収容所から解放された戦争捕虜がこのような経験をした例は何千とある。ある記録によれば、一カ所の日本軍捕虜収容所だけで、五〇〇人の生存者がこうした経験をしている。これはおそらく、飢餓のせいでホルモンをつくる腺の働きだけでなく、それらのホルモンを破壊する肝臓の働きまで抑制されてしまったためと思われる。通常の栄養摂取が再開すれば、腺は肝臓よりもずっと先に回復する。したがってホルモンはなんら抑制を受けずに濃度が急上昇するというわけだ。ここでふたたび旧約聖書を開いてみてほしい。イスラエルの族長たちがいかに現代の生理学者を先取りしていたかがわかるだろう。ヨブ記（第二一章第二四節）には、よく食べたある男をさして「その胸には乳充ちて」と書かれている。

昔から知られているように、ごく普通のヤギのオスが、普通の精巣をもち、メスを孕ませる能力もわかっているのに、自然に乳房を発達させ、乳を分泌して、飼い主を驚かすことがよくある。オスのヤギが出す乳は、成分の点でもメスの乳と変わらず、脂肪分やタンパク質はむしろ高いくらいである。同じように、東南アジアで飼われているブタオザルのオスでも、こうした自発的な乳汁分泌が観察されている。

一九九四年、ついに野生動物の種でも、オスに自発的な乳汁分泌が起こる事例が報告された。それは、マレーシアおよびその近隣の島に棲息するダヤクオオコウモリで見られた。一一頭の大人のオスを生きたまま捕獲して調べてみたところ、充分に機能する乳腺をそなえており、手でしぼると乳を出すことがわかったのである。乳腺が乳で膨張しているオスもいた。このコウモリは乳を吸われたことがなく、そのため乳がたまってしまっていたのだろう。だがそれ以外のオスは、どうやら乳を吸われていたらしい。それらのオスは授乳中のメスと同様に乳腺が（機能するにもかかわらず）膨張していなかったからだ。ダヤクオオコウモリを三回に分けて（異なる場所で、異なる季節に）捕獲し、それらの身体を調べたところ、そのうち二つのサンプルには、乳汁分泌しているオス、乳汁分泌しているメス、妊娠中のメスが含まれていた。しかし三番目のサンプルでは、成熟したオスもメスも、ともに繁殖状態にはなかった。ということは、ダヤクオオコウモリにおいてはメスの乳汁分泌と並んでオスの乳汁分泌も、自然な繁殖サイクルの一部として発達しているのかもしれない。顕微鏡で精巣を観察してみると、乳汁分泌中のオスにも普通と変わらない精子がはっきりと発達していた。

　このように、一般的には母親が乳汁分泌をして父親はしないのに、少なくともいくつかの哺乳類のオスは、乳汁分泌に必要十分な解剖学的器官をそなえ、生理学的能力もあり、ホルモンのレセプターももっている。ホルモンそれ自体を投与されたり、ホルモンの分泌をうながす他の物質を投与されたオスは、往々にして胸を発達させ、いくらかの乳汁を分泌する。ごく普通の成人男性がたしかに赤ん坊に授乳したという事例もいくつか報告されている。そのうちの一人の乳を分析してみたところ、含まれていた乳糖やタンパク質や電解質の割合は、母乳に含まれている割合とほとんど変わらなかった。こうしたことを考えあわせてみると、オスの乳汁分泌が進化するのは容易だったはずだ。おそらくほんの数回の突然変異だけで、ホルモンの分泌は上昇し、ホルモン破壊物質のほうは低下することだろう。

　明らかに、たんに進化が、男性が普通の状況下でこの生理学上の能力を活用することをデザインしなかっただけなのだ。コンピュータ用語を使うなら、少なくともいくらかのオスにはハードウェアがそなわっている。しかし自然淘汰によってそれを利用するようにはプログラムされてこなかったにすぎない。それはなぜなのだろう?

その問題を理解するには、これまでこの章でとりあげてきた生理学上の理由から離れ、第2章で見てきた進化上の理由に戻る必要がある。とくに思い出してほしいのは、進化の過程でくりひろげられてきたオス・メス間の戦いの結果、全哺乳類の約九〇パーセントの種において、親としての世話の役割が母親だけに与えられたということだ。このような、子が父親の世話をいっさい受けずに生存していく種では、オスの乳汁分泌についての疑問が生じる余地はまったくない。これらの種のオスは授乳する必要がないだけでなく、食物を調達する必要も、家族のテリトリーを守る必要も、子を守ったり子に何かを教えたりする必要もない。どんなことであれ、自分の子のためになにかをする必要がまったくない。そのようなオスの愚直な遺伝的な関心といえば、せいぜいほかのメスを追いかけて妊娠させることなのだ。自分の子に授乳する(あるいはなんらかの方法で子の世話をする)ような突然変異の遺伝子をもっている気高いオスは、すぐに普通の利己的なオスとの繁殖競争に負けてしまうだろう。なにしろこちらは乳汁分泌などせずに、したがってずっと多くの子をつくることができるからだ。

一方、残りのわずか一〇パーセントの哺乳類では、オスにも親としての世話が要求されている。これらの種についてなら、オスの乳汁分泌の問題は考慮に値する。この少数派の種には、ライオン、オオカミ、テナガザル、マーモセット、そしてヒトなどが含まれている。だが、オスの世話を必要とするこれらの種においてさえ、乳汁分泌は必ずしも、父親のはたす貢献のなかで最も価値ある行動というわけではない。身体の大きなオスライオンが本当にしなければならないことは、子を殺そうと狙っているハイエナやほかのライオンを追い払うことである。父親は縄張りをパトロールせねばならず、巣にすわりこんで乳をやってはいられない（この仕事なら身体の小さなメスライオンでも申し分なくできる）。そんなことをしているあいだに、子供の敵たちが忍び寄ってきてしまう。オオカミの場合であれば、父親としての最も有益な貢献は、巣から出て狩りに行き、肉をもち帰って母オオカミに与え、その肉を乳に変えさせることだろう。テナガザルの父親の最大の仕事は、ニシキヘビやワシが子をさらっていかないように見張ることであり、絶えず注意を払って家族の食べる果物の木からほかのテナガザルを追い払うことである。そしてマーモセットの父親は、自分の双子を運ぶことに多くの時間を費やしている。

　このようにオスが乳汁分泌をしなくてすんでいる理由はいろいろあるが、それでも哺乳類のほかの種のなかには、オスの乳汁分泌がオスや子にとって有利に働く場合がないとは言えない。ダヤクオオコウモリはおそらくそうした種なのであろう。とはいえ、たとえオスの乳汁分泌が有利となる哺乳類がいたとしても、実際にそうなるには「進化的拘束」とよばれる現象が提起する問題にぶつかってしまう。

進化の拘束の背後にある考えを理解するには、人間が製造する機械になぞらえて考えてみるといい。トラックの製造者は、基本となる一台のトラックがあれば、簡単にそこに修正を加えて異なる用途別につくりかえることができる。運ぶものは家具でも、馬でも、冷凍食品でもかまわない。このように用途が異なっていても、トラックの荷台部分の基本的な設計にわずかな変更をいくつか加えるだけで対応できる。エンジン、ブレーキ、アクセルなどの主要な構成部分は、ほとんどあるいはまったく変わらない。同じように、飛行機の製造者はわずかな修正を加えるだけで、同一の飛行機のモデルを使って乗客を運ぶことも、スカイダイバーを運ぶことも、貨物を運ぶこともできる。だが、トラックを飛行機につくりかえるのは無理な話だし、その逆もまた同様だ。それはトラックが多くの点でトラックという性質に拘束されているからだ。重いボディー、ディーゼルエンジン、ブレーキシステム、アクセル等々。飛行機をつくるのに、トラックをつくってからそれに修正を加える人はいない。もう一度最初からつくりはじめるはずだ。

動物の場合はこれと対照的に、それぞれの望ましい生き方に最適な解答を提供するべくご破算にしてから設計されるわけではない。そうではなくて、動物は生存中の個体群から進化していく。進化の過程で動物の生き方に変化が生じるには、それまでと関連はするが異なる生き方に適応した進化的デザインへと少しずつ変更が加えられ、それが蓄積していくのを待たなければならない。ある特殊な生き方にたいして多くの適応構造をそなえた動物が、別の生き方にたいする多くの適応構造を進化させることは難しいだろう。できるとしても、それには長い時間がかかるだろう。たとえば、生きた子を産む哺乳類のメスは、卵を産む鳥類のように、受精から一日以内に胎児（胚）を外に排出するようには進化できない。そうなるためには、まず鳥類と同じように、卵黄や卵殻など、産卵のために鳥類にそなわった構造を統合するメカニズムが進化していなければならないからだ。

ここで思い出してほしいのは、温血脊椎動物のおもな二つの分類群、鳥類と哺乳類とをくらべてみると、オスが親としての世話をするのが鳥類では当たり前だったのにたいし、哺乳類ではきわめてまれであるということだ。この違いは、鳥類と哺乳類それぞれの長い進化の歴史から生まれている。進化の過程で、体内で受精したばかりの卵をどう扱うかという問題にたいし、異なる解答が出されたのだ。それぞれの解答に応じて、それぞれの適応のセットが必要となった。そのセットは鳥類と哺乳類とでは異なっているし、現生するすべての鳥類と哺乳類はその適応セットにしっかりと拘束されている。

鳥類の解答は、メスに受精した胚を早く外に放出させることだった。胚は、卵黄と共に固い殻に包まれ、極度に未発達で、完全に無力な状態のまま、母体から排出される。これを鳥だと認識するのは発生学者でもなければ不可能だ。受精した瞬間から卵を排出する瞬間まで、胚が母体のなかで発育する期間は、せいぜい数日しかない。この短い母体内での発育ののち、はるかに長期にわたって母体外で発育するのだ。最長の例では八〇日間の抱卵ののち卵は孵り、孵化した雛はさらに最長二四〇日間、食べ物を与えられ、世話をされる。そしてようやく飛べるようになる。いったん卵が生まれてしまえば、雛の発育に関して母親にしかできないことはもうなにもない。卵を抱いて温めるのは父親でもできる。卵が孵っても、鳥類のほとんどの種の雛は親と同じものを食べるので、父親は母親とまったく同じように、食べ物を集めて巣にもち帰ることができる。

鳥類のたいていの種では、巣や卵や雛の世話をするのに、父親と母親双方の労力が必要とされる。どちらか片方の労力で済む種の場合、鳥類においてもそれを受けもつのはたいがい父親ではなく母親のほうである。その理由はすでに第二章で述べたとおりだ（第一に、メスは必然的に受精した胚に体内で大きな投資をしなければならない。第二に、オスが親としての世話をするとより大きな繁殖可能性が阻まれてしまう。そして第三に、体内受精のためオスの父性が確信できない）。

とはいえ、どんな種であれ鳥類のメスがしなければならない体内での投資は、あらゆる哺乳類の種のメスがする投資にくらべれば、はるかに少ない。哺乳類の新生児がどれほど未熟児状態で生まれるとしても、鳥類の子より早い発育段階で「生まれる」（産卵される）ことはないからだ。「母体内での発育期間」を分母として、「母体外での発育期間」――理論上では母親と父親とが養育義務を分けあえる期間――との比をとれば、鳥類では哺乳類よりもずっと高い。どんな鳥でも、母親の「妊娠期間」――卵を形成する期間――がヒトの妊婦のように九カ月もの長期にわたることはなく、哺乳類の妊娠期間のなかで最も短い一二日間におよぶことさえない。

このため鳥類のメスは、哺乳類のメスのように、はったり屋の父親が義務を放棄してほかのメスをあさっているあいだ、おとなしく単独で子の世話をするというようなことがない。そしてこのことが、鳥類の本能行動だけでなく、解剖構造や生理機能についての進化的プログラミングをもたらした。たとえばハトの場合、砂嚢から「ハト乳」を分泌して子に与えるが、父親と母親の双方がこの乳を分泌できるように進化してきた。両親が世話をすることが鳥類では基本である。鳥類でも片方の親しか世話をしない種では、普通は母親がこの役割を引き受けるが、種によっては父親がこれを引き受ける下地が整っている。こんな展開は哺乳類では例を見ない。父親だけが世話をするという現象は、性的役割が逆転している一妻多夫の鳥類にかぎらず、それ以外のダチョウやエミューやレアなどにも見られる。

体内受精とその後の胚の発育のしかたに関して、鳥類が出した解答のひとつが特殊な解剖構造と生理機能を発達させることだった。オスにないがメスの鳥類には卵管があって、その一部がアルブミン（卵白となるタンパク質）を分泌し、また別の部分が卵殻の内膜と外膜をつくり、さらに別の部分が卵殻そのものをつくる。ホルモンによって調節されたこれらの構造や、その代謝の仕組みは、すべて進化的拘束の現われだ。鳥類はずっとこの経路に沿って進化してくるしかなかった。産卵はすでに鳥の祖先である爬虫類の基本様式となっていたからである。鳥類の卵形成の仕組みの多くは、その爬虫類から受け継がれたものなのだろう。有名な始祖鳥など、もはや明らかに鳥であって爬虫類ではないとわかる生物が現われたのは、化石の記録から一億五〇〇〇万年ほど前だと思われる。始祖鳥の繁殖に関する生態はわかっていないが、約八〇〇〇万年前の恐竜の化石が巣とおぼしきところから卵とともに見つかっており、鳥類がこれら爬虫類の祖先から、産卵とともに営巣行動を受け継いだことがうかがえる。

現在の鳥類の種は、生態にしろ生活様式にしろ、実にさまざまだ。空を飛ぶものもあれば、陸を駆けるものもあり、海に潜るものもある。小さなハチドリもいれば、絶滅したエピオルニス（象鳥）のように巨大なものもいる。冬の南極で営巣するペンギンもいれば、熱帯雨林で繁殖するオオハシもいる。生き方はさまざまでも、現生するすべての鳥類は、体内受精、産卵、抱卵、その他もろもろの鳥類特有の繁殖生理に拘束されたままであり、種によっての違いはほんのわずかしかない（おもな例外は、オーストラリアやソロモン諸島などに棲息するツカツクリだ。この鳥は卵を温めるのに、発酵熱や火山熱や太陽熱といった外部の熱源を使い、自分の体温を使うことはあまりない）。もし鳥類がゼロからデザインされていたのなら、もっと望ましい、しかしまったく異なる繁殖戦略が与えられたことだろう。たとえばコウモリのような戦略がとられたかもしれない。コウモリは鳥と同じように空を飛ぶが、繁殖の際には妊娠し、卵ではなく赤ん坊を産み、乳汁分泌をする。だがそのコウモリの解答がいかにすばらしいものであろうと、鳥にそれを当てはめるには、主要な部分をいくつもつくり変えなければならない。鳥は鳥自身の解答に拘束されているからだ。

哺乳類は長い進化の歴史を通じて、体内で受精した卵をどうするかという先ほどの問題にたいする自らの解答に拘束されてきた。その解答とは、まず妊娠し、それから鳥類よりもずっと長い期間、体内で胎児を発育させるということだ。妊娠期間は、最短でバンディクートの一二日間、最長の場合はゾウの二二カ月におよぶ。哺乳類のメスはこうして最初から子に大きく関与するため、出産後、子を放棄するとはったりをかけることができない。その結果、メスの乳汁分泌が進化してきた。鳥類と同じように、哺乳類もまた明らかに哺乳類なりの解答に長いことと拘束されてきた。化石から乳汁分泌の歴史をたどることはできないが、現存する哺乳類のうち、すでに一億三五〇〇万年前に分岐していた三つのグループ（単孔類、有袋類、有胎盤類）が、いずれも乳汁分泌を行なっている。したがって、乳汁分泌はおそらくそれ以前に、哺乳類の特徴をいくらかそなえた祖先の爬虫類（獣弓類と呼ばれる）の頃からはじまっていたと思われる。

鳥類と同様に、哺乳類もやはり独自の特殊な生殖構造と生殖生理に拘束されている。その特殊性のいくつかは、先の三つのグループでそれぞれ大きく異なっている。たとえば、胎盤の発達した有胎盤類は比較的成熟した新生児を産む。有袋類の場合は出産がもっと早く、そのぶん出産後の発育期間が長くなる。そして単孔類は卵を産む。おそらくこれらの特殊化は、少なくとも一億三五〇〇万年前には生じていたことだろう。

このような哺乳類の三つのグループ間の違いや、あるいは全哺乳類と鳥類とのあいだの違いにくらべれば、三つの哺乳類グループ内での違いは微々たるものである。どんな哺乳類でも、体外受精をしたり乳汁分泌をやめたりする方向にふたたび進化することはなかった。有胎盤類や有袋類がふたたび産卵する方向に進化することもなかった。乳汁分泌に関して種による違いがあるとすれば、それはたんに量的な違いにすぎない。乳汁の成分のこれが多い、あれが少ない、ということである。たとえば、北極にすむアザラシの乳は、栄養分が凝縮していて、脂肪分が高く、糖分がほとんどない。これにたいして、ヒトの乳は栄養分がもっと薄くて、糖分が多く、脂肪分が低い。子が乳離れをして固形の食物を食べられるようになるには、人間の伝統的な狩猟採集社会では四年以上かかる。これと正反対に、テンジクネズミやジャックウサギでは、生後数日もすれば固形の食物がかじれるようになり、もう乳はいらなくなる。テンジクネズミやジャックウサギは、ニワトリやシギ類のように早成性の子をもつような方向に向かって進化しているのかもしれない。これらの鳥は、孵化したときから目が開いていて、走ることも、自分で食物を見つけることもできる。ただし、まだ飛ぶことはできないし、自分の体温を完全に調節することもできないが。地球上の生物が昨今の人類の猛攻をしのいで生き延びたなら、おそらく、テンジクネズミやジャックウサギの子孫たちは数千万年ほどのうちに、自分たちの受け継いだ乳汁分泌という進化の拘束を放棄してしまうことだろう。

このように、ほかの繁殖戦略が哺乳類に適用される可能性もあり、数回の突然変異を経れば、テンジクネズミやジャックウサギの新生児が、もはやまったく乳を必要としない哺乳類として生まれてくるかもしれないようにも思える。だが、これまで実際にそんなことは起こらなかった。哺乳類はずっと進化的拘束を受けながら、独自の繁殖戦略を遂行してきた。同じように、これまで見てきたとおり、たとえオスの乳汁分泌が生理学的に可能だとしても、そしてそれには数回の突然変異が起こればいいだけだとしても、やはり進化のうえで哺乳類のメスは乳汁分泌に関してオスに大きく水をあけている。生理学的にはオスもメスも乳汁分泌をする能力があるにもかかわらず、その能力を完成させるような淘汰はメスに働いた。何千万年ものあいだ、乳をつくるように自然淘汰を受けてきたのは、オスではなくメスなのだ。これまでさまざまな例をあげてオスの乳汁分泌が生理学的に可能であることを実証してきたが、ウシ、ヤギ、イヌ、テンジクネズミ、ダヤクオオコウモリ、いずれの種をみても、オスの乳汁分泌の量はやはりメスにくらべてずっと少ないのである。

それでもダヤクオオコウモリのような興味深い例を発見すると、ひょっとして今もどこかに人知れず、オスとメスがともに授乳の重荷を分かちあっている哺乳類の種がいるのではないか、あるいはいずれそうした方向に進化する可能性をもった種がいるのではないか、と思ってしまう。ダヤクオオコウモリの生活史についてはまだなにもわかっていないに等しい。したがって、どんな条件の下で普通のオスが乳汁分泌をすることが有利になったのか、オスが乳を出しているとして実際にどのくらいの量を子に与えているのか、はっきりしたことはなにも言えない。とはいえ、普通のオスの乳汁分泌が進化する条件について、理論的に予測することはできる。それは次のような条件だろう。まず一腹から複数の子が生まれて授乳が大きな重荷となる場合。オスとメスが一夫一妻制をとっている場合。オスの父性がはっきりと確信できる場合。そして、配偶者がすぐにつぎの妊娠をして、そのあいだに、父親が体内でホルモン分泌を行なうことで自ら授乳する場合などだ。

哺乳類の種のなかで、これらの条件のいくつかが最もよく当てはまるものと言えば、それはほかならぬヒトである。医療技術の発達によって、それまで当てはまらなかった条件まで、ますますヒトに当てはまるようになってきている。現代の排卵誘発剤やハイテク受精技術の影響で、今では双子や三つ子が生まれることがとても多くなっている。ヒトが双子に授乳するには、非常なエネルギーが要求される。双子の母親が消費する一日のエネルギーは、訓練キャンプの兵士たちの消費エネルギーにほぼ相当する。どれほど不倫に関するジョークがとばされようと、実際には欧米の大多数の赤ん坊の父親が、遺伝子鑑定によって本当に母親の夫であることが確かめられている。今日、胎児の遺伝子鑑定がますます普及して、男たちは、自分が妊娠中の妻の体内にいる胎児の父親であることをほぼ一〇〇パーセント確信できるようになった。

動物の世界では、体内受精をする種ではオスの親としての投資が軽減される方向に進化するのにたいし、体外受精をする種ではこれが促進される方向に進化する。一般に哺乳類ではオスの親としての投資が妨げられてきたのだが、ヒトに関して言えば、いまや例外的にこれが促進されている。この二〇年間に、試験管内での体外受精が現実のものとなったからだ。もちろん世界中の赤ん坊の大多数は、いぜんとして自然な方法で懐胎されている。しかし、妊娠はしたいが年齢的に難しいという高齢の男女の数はとみに増えてきており、近年報告されているようなヒトの生殖能力の衰退（もし事実だとすれば）とあいまって、今後ヒトの赤ん坊は、まるでほとんどの魚や蛙のように、ますます体外受精の産物となっていくに違いない。

このように、ヒトがダヤクオオコウモリにつづくオスの乳汁分泌の第一候補となる条件はずらりと揃っている。実際にヒトの男性が自然淘汰を通して完全に乳汁分泌をするようになるには数百万年がかかるだろうが、われわれにはテクノロジーという強い味方があり、進化のプロセスを一気に縮めることができる。手による乳頭の刺激とホルモン注射を組み合わせれば、出産を待つ父親――彼の親としての確実性はＤＮＡ鑑定によって裏づけられている――の乳を出す潜在能力は、遺伝的な変化を待たずとも、すぐに発達するだろう。オスの乳汁分泌に秘められた利点は測りしれないほどある。それが可能になれば、いまは女性にしかもてない親子の感情的な絆が、父親にも得られるようになるだろう。実際、多くの男性が、授乳によってもたらされる母子の特殊な結びつきを羨ましく思っている。授乳が伝統的に女性の特権であることで、男性は疎外感を感じているのだ。今日、先進諸国では非常に多くの母親が、すでに授乳のできない状況におかれている。理由は仕事のせいであったり、病気のせいであったり、乳汁分泌がうまく働かないせいであったりとさまざまだ。しかし、授乳からは両親ばかりでなく赤ん坊も多くの恩恵を受ける。母乳で育てられた赤ん坊は、免疫が強くなって病気にかかりにくくなる。下痢、耳の感染症、乳児期発症の糖尿病、インフルエンザ、壊死を起こす全腸炎、乳児突然死症候群（ＳＩＤＳ）などは、授乳によって防止される。男性が授乳をするようになれば、なんらかの理由で母親が授乳できなかった場合にも、こうした恩恵を赤ん坊に与えることができる。

しかし知っておかねばならないのは、男性の乳汁分泌にたいする障害は生理学的なものだけではないということだ。生理学上の障害ならまちがいなく打破できる。しかし、そこには心理的な障害もあるのだ。男性は伝統的に授乳を女性の役割とみなしてきており、自分の子に授乳する最初の男性はまちがいなくほかの男たちから嘲笑されるだろう。だが実際には、人間はすでに繁殖に関して新しいことをどんどん取り入れている。それは数十年前まで、馬鹿げた考えとして一笑に付されていたことなのだ。たとえば性交をともなわない体外受精であり、五十歳を超えた女性の受精であり、胎児を母親ではない女性の子宮で育てることであり、一キログラムの未熟児をハイテク保育器を使って生き延びさせることである。いまやわれわれは、進化の拘束によって組みこまれてきたメスの乳汁分泌が、生理学的にはなんら拘束を受けていないことを知っている。それは同時に心理学的にも拘束を受けないものだとわかるだろう。おそらくヒトという種の最大の特色は、進化に対抗する選択ができるという能力にある。これはほかの動物にはないものだ。人類のほとんどは、自ら選んで殺人やレイプや大量殺戮を放棄している。しかしこうした行為はほかの動物の世界では遺伝子を後世に伝える有効手段として当たり前のことだし、人間社会でも以前はよく見られたことなのである。オスの乳汁分泌も、いずれは進化に対抗する選択の一つとなるのだろうか？

4　セックスはなぜ楽しいか？

最初のシーン――薄暗い照明の寝室。ハンサムな男がベッドに横たわっている。ナイトガウン姿の若い美女がベッドにかけよる。左手には貞淑を示すダイヤの結婚指輪が光り、右手には小さな青い紙切れが握りしめられている。女は男の上にかがみこみ、耳にキスする。

女「ダーリン！　今が絶好のときよ！」

次のシーン――同じ寝室。同じ男女。一見してセックスのさなか。ただし照明が暗く、細かいところは優雅にぼかされている。カメラが動き、カレンダーのクローズアップ。先ほどのダイヤの結婚指輪をはめた指がゆっくりとカレンダーをめくる（これで月日の経過が示される）。

次のシーン――同じ男女。にっこり笑ったかわいい赤ん坊を幸せそうに抱いている。

男「ダーリン！『オヴュ・スティック』が絶好のときを教えてくれてよかったね！」

最後のショット――前と同じすらりとした手のクローズアップ。小さな青い紙切れを握っている。

キャプション──「オヴュ・スティック。ご家庭で排卵の確認ができる尿検査です」

もしもヒヒにこのテレビコマーシャルが理解できたなら、きっと腹を抱えて大笑いすることだろう。ヒヒはオスもメスも、ホルモン検査紙などに頼らずとも、メスの排卵時期を知ることができる。メスの卵巣が卵を放出して受精が可能となる唯一の時期がやってくると、メスの膣のまわりの皮膚は腫脹して真っ赤になり、遠くからでも一目でわかる。独特の匂いも発せられる。それでも気づかない鈍いオスがいるようなら、メスはオスの前に歩み寄ってしゃがみこみ、局部を見せつける。同じように、ほかのたいていの動物のメスは自分の排卵を知っていて、目に見えるサインや匂いや行動で、排卵をはっきりとオスに知らせる。

ヒヒのメスがお尻を真っ赤にして排卵を知らせるというのは、なんとも変わった話だと思われるだろう。だが実際には、われわれ人間のように排卵がほとんど確認できないという種は、動物の世界ではごく少数派なのだ。ヒトの男性は、自分のパートナーが受精できる状態にあるかどうかをまちがいなく確認する手段をもっていない。それは伝統社会の女性にしても同様だ。たしかに多くの女性は、月経周期のちょうどなかごろに頭痛や不快感をおぼえている。しかし、そうした症状が排卵のサインなのだということを科学が教えてくれなかったら、彼女たちは今もそうとは知らずにいたことだろう。その科学にしても、これを解き明かしたのはつい最近、一九三〇年頃のことなのだ。同じように、女性たちは体温測定や分泌粘液検査によって排卵時期を検知することを〈教えて〉もらえるものの、それは動物のメスがもっている本能的な知識とはまるでかけ離れている。もしヒトにもそうした本能的知識があったなら、排卵検査薬も避妊薬も、これほど大きな商売として成り立ってはいなかっただろう。

ほとんどいつでもセックスをしているという点でも、ヒトは変わっている。それというのも、排卵が隠蔽されているからにほかならない。ヒト以外のたいていの動物種は、メスがオスに排卵を知らせる前後のわずかな発情期間にしか交尾をしない（英語の「発情（estrus）」や「発情している（estrous）」という語は、「アブ」を表わすギリシャ語から来ている。この虫は畜牛にしつこくつきまとって、牛を狂乱させるのである）。発情期がくると、ヒヒのメスはそれまで一カ月間性行動を起こさなかったのに、一転して最多で一〇〇回も交尾するようになる。またバーバリマカクのメスは、平均して一七分ごとに交尾をし、群れにいる大人のオスの全員を少なくとも一回は相手にする。一夫一妻の赤ん坊がいるテナガザルの場合は、つがいが交尾しないまま数年を過ごし、メスが赤ん坊を離乳させてふたたび発情期に入ったところで、また交尾をする。そしてメスが妊娠すると、またすぐに交尾をしない禁欲状態に戻ってしまう。

ところがわれわれヒトの場合は、発情周期のどんな日にも性交をしている。女性はいつでも性交を誘い、男性側も相手が受精できる状態にあるのか、排卵しているのかを気にかけることなく性交する。数十年にわたって科学的な調査が行なわれてきたが、はたして発情周期のどの段階で女性が男性からの性的な誘いに最も関心を示すのか、いまだに確認されていない。そもそも、女性の関心度に周期的な違いがあるのかさえわかっていない。したがって、ヒトのセックスのほとんどは、女性が妊娠できない状態でのものなのだ。われわれは周期中の「ふさわしくない」ときにセックスしているだけでなく、絶対に受精ができないとわかっている妊娠中や閉経期でも、かまわずセックスをつづけている。私の知るニューギニア人の多くは、妊娠の最終段階まで定期的にセックスすることが義務だと思っている。繰り返し精液を注入することによって、胎児の身体をつくる材料が供給されると信じているからだ。

セックスの生物学上の役割は受精であるとみなすカソリックの教義にしたがって、「生物学的な」視点から見れば、ヒトのセックスは労力の無駄遣いとしか思われない。なぜヒトの女性は、ほかの大部分の動物のメスのように、はっきりとわかるような排卵のサインを示さないのだろう？　そうすればわれわれは、セックスが実益をもたらしてくれるときだけにセックスを制限できるではないか？　この章では、どうして排卵が隠蔽され、女性がほとんどいつでも性的に受け入れ可能な状態になり、遊戯としてのセックスが行なわれるように進化してきたのかを解き明かしていこう。この三つの風変わりな繁殖行動こそ、ヒトの性的特徴の根幹をなすものだからだ。

ここまで読んで、私のことを、いらぬ説明をしたがる象牙の塔の研究者の典型と思われる方もいるかもしれない。世界中の数十万の人がこう反論するのが聞こえてくるようだ。「説明などしてもらう必要はない。どうしてジャレド・ダイアモンドはそこまで馬鹿なんだ？　どうしてわれわれがいつでもセックスするのか、わからないだって？　楽しいからに決まっているじゃないか！」

残念ながら、この答は科学者を満足させてはくれない。交尾中の動物を見ると、行為に専念しているその様子からして、彼らもやはり楽しんでいるように思われる。交尾にかける時間で楽しさの度合いが測れるものなら、交尾に一二時間もかけるフクロネズミなどは、われわれ人間よりもよほど楽しんでいると見える。だとすれば、なぜ大部分の動物は、メスが受精可能なときにしかセックスを楽しまないのだろう？　身体構造と同じように、行動も自然淘汰を通じて進化する。したがってセックスが楽しいものであるなら、自然淘汰を通じてそれを楽しいと感じるようになったに違いない。たしかに、セックスはイヌにとっても楽しいものだが、イヌはふさわしいときにしかセックスをしない。イヌも、またほかの大部分の動物も、セックスがなんらかの利益になるときにだけセックスを楽しいと感じるように進化してきたのだ。自然淘汰は、できるだけ多くの子に遺伝子を伝えるように行動する個体に有利に働く。子ができる可能性のないときにセックスの楽しみにふけるような個体に、どうして自然淘汰が子を増やす手伝いをしてくれるだろう?

このように、動物のほとんどの種は目的に沿った性行動をしている。それを示す単純な例として、第二章で述べた鳥類の種、マダラヒタキがあげられる。普通、マダラヒタキのメスは、産卵の数日前の、卵が受精できる状態にあるときにしか交尾を誘わない。いったん卵を産んでしまうと、交尾への関心は消え失せ、オスからの誘いを拒絶したり、オスを冷淡に扱ったりするようになる。ところが、ある鳥類学者チームが二〇羽のマダラヒタキのメスを産卵の終了後に夫を除去し、人為的にやもめにするという実験を行なった。すると、二〇羽のメスのうち六羽がやもめになって二日以内に別のオスを交尾に誘い、三羽が実際に交尾をしたことが観察された。さらにほかのメスも、観察されないあいだに交尾をしていた可能性がある。明らかに、このメスたちはオスをだまして自分が受精できる状態にあるかのように振る舞った。最終的に卵が孵っても、オスにはその雛の実の父親がほかのオスであることを認識するすべがない。少なくともいくつかのケースでは、このメスのたくらみは成功し、オスは生物学上の父親がするのと同じように雛に餌を与えはじめた。したがって、どんなメスも、気楽な後家さん（メリー・ウイドー）になれば楽しみのためだけにセックスする、などということはみじんもなく、それなりの理由があるのだ。

われわれヒトは、排卵が隠蔽され、いつでもセックスができて、遊戯としてこれを行なう。それは動物の世界ではきわめて珍しいことだ。しかし、それもそのように進化してきた帰結にすぎない。ウシのような鈍い動物でもメスは自分の排卵を知っているのに、自意識というユニークな特色をもつホモサピエンスの女性が自分の排卵に無意識であるというのは、なんとも矛盾した話だ。ヒトの女性のように賢くて自意識のあるメスから排卵を隠すのは、なにか特別な理由があるはずだ。その特別ななにかはいずれ解明されるだろうが、科学者はそれが予想以上に難しいことを痛感している。

なぜほかの大部分の動物が意識的に交尾の労力を惜しむかには、単純な理由がある。セックスはいろいろな意味で高くつくものなのだ。エネルギーもいるし、時間もかかるし、怪我や死に直面する危険も高い。なぜ愛するものを不必要に愛すべきではないのか、その理由をいくつかあげてみよう。

一　精子の生産はオスの生存にとって充分に大きなコストである。たとえば精子生産を減少させるように突然変異した蠕虫《ぜんちゅう》は、普通の蠕虫よりも長生きする。
二　交尾には時間がかかる。その時間があれば餌を探すことができるだろう。
三　合体している雌雄は、捕食者や敵に不意を襲われて殺される危険を抱えている。
四　高齢の個体は、交尾が過度な負担となって死ぬことがある。フランスの皇帝ナポレオン三世は性交中に発作に襲われたし、アメリカの副大統領をつとめたネルソン・ロックフェラーは性交中に死亡した。
五　発情期のメスをめぐってオス同士が争った結果、オスばかりかしばしばメスにまで重傷を負わせてしまう。
六　つがい相手以外との交尾の現場を見つかってしまう危険は、多くの動物種に共通で、もちろんヒトも例外ではない（どころかその代表格である）。

このような不利益があるので、ほかの動物たちと同じく能率のよいセックスをするなら、われわれは大きな利益を得るはずだ。われわれの無用とも思えるセックスには、はたしてそれを埋め合わせるだけのどのような利点があるのだろうか？

科学者たちはここでヒトのもう一つの風変わりな側面に着目する。ヒトの乳幼児はひとりではなにもできないため、何年ものあいだ親の世話を必要とするという特徴だ。ほとんどの哺乳類の子は、乳離れをするとすぐに自分で食べる物を調達しはじめる。そしてまもなく、完全に自立するようになる。したがって、ほとんどの哺乳類のメスは父親の助けがなくても子を育てられるし、実際にそうしている。父親は交尾の相手としかみなされていないのだ。ところがヒトの場合だと、食物の獲得には複雑なテクノロジーが必要で、よちよち歩きの赤ん坊の器用さや知恵だけではどうにもならない。その結果として、ヒトの子供は乳離れしてからも、少なくとも一〇年はだれかに食べ物を運んできてもらわなければならない。そしてその仕事は、片親でやるより両親でやったほうがはるかに楽なのだ。今日でさえ、夫のいない母親がだれの助けもなく子供を育てるのは難しい。ましてやヒトが狩猟採集生活をしていた先史時代には至難のわざだった。

遠い昔の石器時代に、排卵中の女性がいましがた受精したとする。ここで彼女は一つの問題に直面する。ほかの哺乳類の種なら、受精させたオスはすぐに立ち去って、別の排卵中のメスを探して受精させようとするだろう。ところがこの洞窟暮らしの女にとっては、男がいなくなってしまえば生まれてくる子が飢えと子殺しの危険にさらされることになる。女はどうすれば男をとどまらせておけるだろう？　女はすばらしい答を考えだした。排卵のあとでも性的に受け入れ可能な状態にしておくことだ！　男を満足させつづけるために、男が望むときにいつでも性交できるようにしておけばよい！　そうすれば、男は新しい性交相手を探しに行く必要もなく、いつも近くにいて、うまくいけば狩りの獲物の肉を分けてもくれるだろう。つまり遊戯としてのセックスは、ヒトの男女を結びあわせ、協力して無力な子の世話にあたらせるための〈接着剤〉としての機能をもっているのではないか。これはもともと人類学者が支持していた説で、信憑性もかなり高いと思われていた。

しかし、動物の行動についてさらに多くのことがわかってくるにつれ、この「家族のつながりを強めるためのセックス」という説では、多くの疑問が解決されずに残ってしまうことがはっきりしてきた。チンパンジー、とくにボノボは、われわれ人間よりも頻繁に交尾する（毎日数回はする）。にもかかわらず彼らは乱婚で、つがいの絆を維持していない。反対に、多くの哺乳類のオスは、そうした性的賄賂をもらわなくとも妻や子のもとにとどまっている。たとえばテナガザルは、たいてい生涯を通じて一夫一妻をとっているが、何年も交尾をせずに過ごす。窓の外に目をやれば、鳴禽類のオスが、妻と協力しながら、なんと精力的に雛に餌を運んでいることか。ところが彼らは受精のあとは交尾をしていないのだ。複数のメスのハーレムを抱えるゴリラのオスでさえ、一年に数回しか交尾の機会をもてない。妻たちはたいてい授乳中か、さもなければ発情期に入っていないからだ。なぜヒトの女性はほかの動物のメスと違って、コンスタントなセックスというエサを提供しなければならないのだろうか？

われわれヒトのカップルと、ほかの種の禁欲的なカップルとのあいだには、決定的な違いがある。テナガザルや鳴禽類のほとんどやゴリラは、生息地にまばらに分散して暮らしており、それぞれのカップル（あるいはハーレム）が占めるテリトリーは分かれている。こうした環境のため、夫や妻以外の異性と出会って交尾する機会はほとんどない。おそらく人間の伝統社会の最大の特徴は、夫婦となったカップルがほかのカップルとともに大きな集団のなかで暮らし、お互いに経済的に協力し合わねばならないことだろう。このような暮らし方をしている動物はわれわれに近い哺乳類には見あたらず、しいて探すなら、きわめて密集したコロニーをつくって営巣している海鳥がそれにあたる。その海鳥のカップルにしたところで、われわれほどには経済的に頼りあっていない。

そこでヒトの性に特有のジレンマが生ずる。父親と母親はお互いに協力して何年間も無力な子供を育てていかなければならないが、往々にしてすぐそばにいる別の繁殖可能な異性が誘いをかけてくるのである。不倫によって結婚生活が破綻するというおそろしい事態は、人間社会のいたるところで生じている。それと同時に、両親が協力して子供を育てるという体制も崩壊してしまう。なんらかの理由で、われわれは排卵を隠し、いつでも性交ができるように進化してきた。そしてその結果、結婚、共同子育て、姦通の誘惑という、ヒト独自の組み合わせが生まれた。一見矛盾するとも思えるこの組み合わせは、どのように結びついているのだろうか？

このパラドックスがようやく認識されると、科学者たちは次々と対立する諸説を打ちだしてきた。ただし、それぞれの説は、提唱者の性別を反映している傾向がある。たとえば、男性科学者の提唱する「売春説」というのがある。狩りをしてきた男から肉をもらう代償として、女が性的恩恵を与えるように進化したという説だ。別の男性科学者の説には、「妻の不義による優秀遺伝子獲得説」というのもある。一族（クラン）の意向で不幸にも無能な男と結婚させられた太古の女性が、いつでも性交ができるのを利用して、もっと優秀な遺伝子をもったほかの男を誘惑する（そして夫以外の男の子供をもうける）、という説である。

一方では、女性科学者の提唱する「アンチ避妊説」というのがある。提唱者は、ヒトの出産に格別の痛みと危険がともなうことをよく知っている。近縁の類人猿にくらべてヒトでは、母体にたいする新生児の身体の割合がかなり大きいからだ。四五キログラムのヒトの女性は標準的には三キログラム程度の子を出産する。一方、その約二倍の大きさ（九〇キログラム）のゴリラのメスが出産する子は、ヒトの新生児の半分（一・五キログラム）しかない。その結果、現代のように医療技術が発達していなかった頃は、ヒトの母親が出産で命を落とすことが少なくなかった。いまでさえ女性は出産時にだれかの手助けを必要とする（現代の先進社会では産科医や看護師が、伝統社会では助産婦や年上の女たちがその役をつとめる）。一方、ゴリラのメスはだれの手助けもなく出産するし、出産時に死んだという記録もない。したがって「アンチ避妊説」にしたがえば、大昔の女性は、出産の痛みと危険を承知していると同時に、自分の排卵日も知っており、その知識を逆手にとってその日の性交を避けていた。こうした女性はその遺伝子を伝えられないから、後世に残るのは自分の排卵日を知らず、したがって受胎可能期に性交を避けられない女性ばかりとなる。

このように排卵の隠蔽については諸説紛々としているが、そのなかで、最も信憑性が高いものとしていまでも生き残っているのが次の二つの説である。私はこの二つをそれぞれ「マイホームパパ説」、「たくさんの父親説」と呼んでいる。おもしろいことに、この二つの仮説はほとんど対極にあるものだ。「マイホームパパ説」は、排卵の隠蔽が進化したのは、一夫一妻を促進し、男を家にとどまらせ、そして男に妻の産んだ子供の父親が自分だという確信を強めさせる意義があったからだと主張している。これとは逆に、「たくさんの父親説」のほうは、排卵の隠蔽が進化したのは、女にたくさんの性交相手を得させて、その結果多くの男たちに子供の父親が自分かもしれないと思い込ませる意義があったからだと主張する。

まずは「マイホームパパ説」を考えてみよう。これはミシガン大学の生物学者、リチャード・アリグザンダーとキャサリン・ヌーナンが提唱したものだ。この説を理解するには、仮にヒトの女性がヒヒのメスのようにお尻を真っ赤にするなどして排卵を男性に知らせていたら、結婚生活がどんなものになっていたかを想像してみるといい。夫は間違いなく、妻の尻の色から判断して排卵日を知るだろう。その日は家にいて、妻を受精させて自分の遺伝子を伝えるために、腰をすえて性交することだろう。だがそれ以外の日は、妻の青白い尻をみれば妻とセックスしても意味がないと悟ることだろう。そこで夫は外に出て、ほかにガードされていない赤い尻をした女がいないかと探しまわるだろう。そんな女がいれば、男は彼女を受精させてさらに多くの遺伝子を伝えることができるだろう。家に妻を残してあることにも不安はない。妻は性的に男を受け入れられる状態になく、したがってどうやっても受精できないとわかっているからだ。これこそ、ガンや、カモメや、マダラヒタキのオスが、実際にやっていることなのである。

しかしヒトの場合には、こうして夫にはっきりと排卵を知らせたら、その結末はおそろしいことになる。父親はめったに家に帰らなくなるだろうし、母親は独力では子供を育てられず、赤ん坊は次から次へと死んでいくことだろう。それは母親にとっても父親にとっても都合が悪い。どちらも自分の遺伝子を伝えることができなくなってしまうからだ。

今度は逆のシナリオを想像してみよう。妻の受精可能な日を知る手がかりが夫に与えられていない場合だ。夫が妻を受精させる機会をできるだけ多くしたいなら、できるだけ家にいて、毎月できるだけ多くの日に性交しなければならない。夫にはもう一つ家にとどまらねばならない動機がある。ほかの男からつねに妻をガードするためだ。さもないと妻は自分がいないときにほかの男に受精させられてしまうかもしれない。たまたま妻が排卵している夜に、浮気な夫が運悪くほかの女とベッドをともにしていようものなら、彼のベッドの上でほかの不倫男が妻を受精させてしまうかもしれない。

その一方で、彼は排卵していない女にたいしていたずらに精液を浪費しているかもしれないのだ。このシナリオでは、男が浮気をする理由はあまりない。どの隣人の妻が受精できる状態にあるのか確認できないからだ。したがって結果は心温まるものとなる。父親はいつも家にいて子育てを手伝う。そして赤ん坊が生き延びる。それは父親にとっても母親にとっても都合がよい。今度はどちらも自分の遺伝子を伝えることに成功するというわけだ。

結果的に、ヒトの女性がもっている特殊な生理機構のせいで、夫は家にとどまらざるをえなくなる（少なくとも、それがない場合よりも多く家にとどまる）とアリグザンダーとヌーナンは主張する。女性は協力的な父親を手に入れることによって利益を得る。しかし男性もまた、妻の身体にあわせて協力し、役割をはたすかぎり、やはり利益を得るのだ。家にいることによって、男は自分の育てている子供がほかならぬ自分の遺伝子をもっていると確信できる。自分が狩りに出ているあいだに妻が（ヒヒのメスのように）真っ赤なお尻をちらちらさせて今まさに排卵中であることを誇示しはじめ、群がる求婚者たちをそそのかし、そこらにいる男どもとおおっぴらに性交するのではないかと心配せずにすむ。男性はこうした基本原則を充分心得ているから、妻の妊娠中や閉経後など、受精させることが不可能だとわかりきっているときでも妻との性交をつづける。このように、アリグザンダーとヌーナンの見方によれば、ヒトの女性における排卵の隠蔽と持続的な性的受容性は、一夫一妻婚と父親の子育てをうながし、男性の父性確信度を増すために進化してきたということになる。

一方この見方と競合するのが、カリフォルニア大学デイヴィス校の人類学者、サラ・フルディの提唱する「たくさんの父親説」である。人類学者たちがかなり前から認めているように、多くの伝統社会では、子殺しがごく普通に行なわれていた（もちろん現代国家では法により禁じられている）。しかし、近年フルディたちによってフィールドワークが行なわれるまで、動物の世界でも同じように子殺しが頻繁に起こっていることは動物学者でも知らなかった。今ではライオンやリカオンなど、さまざまな種で子殺しが行なわれていることが報告されている。そのなかには、人類に最も近い親戚であるチンパンジーやゴリラも含まれている。子殺しは、とくに大人のオスが自分と交尾していないメスの赤ん坊にたいして実行することが多い。たとえば、新たに侵入してきたオスが、もともといたオスに代わってメスのハーレムを奪おうとするようなときだ。侵略者は殺された赤ん坊が自分の子ではないことを「知っている」のだ。

当然ながら、われわれは子殺しに眉をひそめ、なぜ動物は（そしてかつては人間も）そんなひどいことを頻繁に行なうのかと不思議に思う。だがよく考えてみると、子殺しは殺害者にとって遺伝的な利益をもたらすことがわかる。メスは赤ん坊に授乳しているかぎり、排卵することがない。しかし殺害傾向をもった侵略者にしてみれば、自分が乗っとった群れにいる赤ん坊は、自分とは遺伝的に無関係である。その子を殺せば、母親の乳汁分泌が止まり、発情周期を再開させることができる。動物では十中八九、子殺しと乗っとりが行なわれると、殺害オスは子を奪われた母親を受精させにかかる。そして母親は、子殺しオス自身の遺伝子をもった子を身ごもるのである。

赤ん坊が死ぬのは主としてこの子殺しが原因であるため、動物の母親にとってこれは進化上深刻な問題となる。子を殺されることによって遺伝的な投資が無駄になってしまうからだ。たとえば、一般的なゴリラのメスは、生涯に少なくとも一回は、自分の属するハーレムを乗っとろうとするオスのゴリラに赤ん坊を殺される。実際、ゴリラの赤ん坊の死因の三分の一以上は、この子殺しによるものである。メスの発情期が短く、しかもはっきりそれとわかるサインがあるならば、優位オスはそのあいだ簡単にメスを独占できる。したがってほかのオスたちは、生まれてきた赤ん坊の父親が自分たちのライバルであることを「知って」おり、その子を殺すことになんのためらいもない。

しかし、メスの排卵がわからず、いつでも性的に受け入れ可能だとしたらどうだろう。彼女はその利点をいかして多くのオスと交尾ができる——たとえ連れ合いのオスが見ていないときにこっそりやらなければいけないとしても。すると、生まれてくる赤ん坊の父親が自分だと確信できるオスはいないが、ひょっとしたら父親は自分なのかもしれないという可能性は多くのオスに残される。そうしたオスは、のちに首尾よく母親の連れ合いのオスを追いだし、彼女を自分のものにできたとしても、赤ん坊を殺すことは避けるだろう。それは自分自身の子かもしれないからである。うまくすれば子を守ってくれ、親としてのさまざまな世話をしてくれるかもしれない。メスの排卵がわからなければ、群れのなかのオス同士の争いが減ることにもなる。一回交尾したところで必ずしも妊娠につながるわけではなく、したがってもはや争うほどの価値はないからだ。

さまざまな動物のメスが排卵がわからないのを利用してオスの父性を攪乱しているが、その例としてベルベットモンキーの場合をみてみよう。このサルはアフリカ産のオナガザルの一種で、東アフリカの野生公園に行けばあちこちで見られる。ベルベットモンキーは、最多で七匹の成熟したオスと一〇匹の成熟したメスからなる群れを形成している。ベルベットモンキーのメスは排卵のサインを身体にも行動にもいっさい見せないので、生物学者のサンディ・アンデルマンは、ベルベットモンキーの群れがすみかとしているアカシアの木を捜しだし、漏斗と瓶を木にぶらさげ、個体別にメスの尿を採集し、分析にかけてホルモン上の排卵のサインを調べた。アンデルマンは交尾のようすも追跡して記録した。すると、メスは排卵のかなり前から交尾をはじめ、排卵が終わったあとも交尾をつづけていることがわかった。実際、オスとの交尾のピークは、受胎後、妊娠期間の前半に見られたのである。

この頃メスのお腹は、まだ一目でわかるほど大きくなっていない。したがってだまされたオスたちは、自分たちが完全な労力の無駄遣いをしているのだとわからない。メスがようやく交尾をやめるのは、妊娠期間も半ばをすぎて、もうオスたちをだましていられなくなったときだった。いずれにしても、群れのオスが同じ群れのメスたちと交尾する時間はたっぷりある。実際、群れのオスの三分の一は、すべてのメスと交尾ができた。このように、ベルベットモンキーのメスは排卵の隠蔽を利用して、ほとんどすべてが子殺しの実行者となる可能性を秘めている群れのオスたちに、好意的中立を選ばせるよう仕組んでいるのである。

要するに、排卵の隠蔽が進化した適応的意義は、オスによって子の生存が脅かされるおそれをメスができるだけ少なくしようとすることにあるとフルディは考える。アリグザンダーとヌーナンが排卵の隠蔽が進化した理由を、父性を明らかにして、一夫一妻を強化するためだとしているのにたいし、フルディは父性を混乱させ、結果的に一夫一妻にならないようにするためだとみなしているのだ。

ここで、読者の皆さんは「マイホームパパ説」と「たくさんの父親説」のどちらもが潜在的にかかえる少しこみいった問題にお気づきかもしれない。どちらの説でも、女性が排卵を男性から隠すことを大前提としている。それなのに、ヒトではその女性自身にも排卵が隠されているというのは、いったいどうしたわけだろう？　男性をだますためならば、たとえば、一カ月じゅうお尻を同じ赤色に保っておき、排卵日を自分ひとりの心にとどめて、言い寄ってくる男には排卵日以外のときだけセックスしたいふりを見せればよいではないか？　なぜヒトの女性はそれができないのだろう？

こうした反論にたいする答は明白であろう。セックスに気乗りがしなかったり、受精しない状態にあることがわかっているときに、男性に疑いをもたれることなく性的に受け入れ可能であるようなそぶりをするのは、女性にとっても至難のわざだからだ。「マイホームパパ説」の場合、この点はとくに重要である。一夫一妻関係が長期にわたって維持されれば、夫婦は互いをよく知るようになり、妻が夫をだますのはかなり難しくなる。ただし、女性自身が同じようにだまされていれば話は別である。

「たくさんの父親説」は、子殺しが大きな問題となっている種（およびおそらくヒトの伝統社会）にとって、たしかに説得力がある。しかし、この説を現代の人間社会に当てはめるのが難しいのはだれもが承知している。もちろん夫や妻以外の相手とセックスすることはある。しかし、男性が自分の父性を疑っている場合はごくまれであって、社会の通例というわけではない。遺伝子鑑定の結果からは、アメリカとイギリスの赤ん坊の少なくとも七〇パーセント、おそらくは九五パーセントまでが、実際に婚姻関係にある男性、すなわち母親の夫の子であることが示されている。一人の子供のまわりを大勢の男たちが優しいまなざしを投げかけながらとりかこんで、それぞれが、「この子の本当の父親は俺かもしれない！」と思案したり、それどころかあれこれ世話を焼いたり、どっさりプレゼントを贈ったりするというケースは、まず考えられない。

したがって、現在の女性がいつでも性的に受け入れ可能となっているのは、子供を子殺しから守ることが動機であるとは思えない。にもかかわらず、これから説明するように、女が遠い昔にこうした動機をもっていた可能性はある。そしてもしかすると、その後セックスは異なる機能を担って、現在に至っているのかもしれない。

さて、それではどうしたらこの二つの競合説を正しく判定できるだろう？　人類進化に関するほかの多くの疑問と同じように、この問題もまた、化学者や分子生物学者の好むような試験管による実験では解決がつかない。もちろん、どこかにテストできるような人間の集団があって、女性に発情期には赤いサインを点灯させ、それ以外の時期には受け入れ不可能な状態にしておけたなら、そして赤いサインの女性にしか魅力を感じないように男性を操作できたなら、はっきりした答が出ることだろう。テストの結果、浮気が多くなって親の世話が少なくなるか（「マイホームパパ説」が予測する結末）、それとも浮気が少なくなって子殺しが多くなるか（「たくさんの父親説」が予測する結末）がわかることだろう。しかし残念ながら、現段階の科学ではこうしたテストは不可能であり、たとえ遺伝子工学がそれを可能にするとしても、やはりそれはモラルに反することであろう。

だが、われわれにはもう一つの頼もしい方法が残されている。進化生物学者がこうした問題を解き明かすのに好んで用いている方法で、それは種間比較法とよばれる。排卵を隠すのはなにもわれわれヒトばかりではない。概して哺乳類では珍しいけれども、哺乳類のなかでもわれわれの属する真猿類（原猿以外のサルと類人猿）ではかなり普通のことである。霊長類のいくつかの種は、目に見えるような排卵のサインをいっさい出さない。一方ほかの多くの種は、わずかながらも排卵のサインを表に表わす。

さらにほかのいくつかの種は、まぎれもなく排卵を誇示する。それぞれの種の繁殖生理は、排卵を隠すことによってどんな利点や弊害があるのかを自然が実験した結果を示している。霊長類の種間比較をすれば、どんな特徴が排卵を隠す種に共通していて、排卵を誇示する種に欠けているのかがわかるだろう。

この比較は、われわれの性習慣に新たな光を投げかけてくれる。これこそ、スウェーデンの生物学者、ビルギッタ・シレーン＝トゥルベリとアンデルス・メラーが行なった重要な研究のテーマである。彼らの分析は、次の四つのステップからなる。

第一ステップ

シレーン＝トゥルベリとメラーはまず、できるだけ多くの真猿類の種（全部で六八種）を集めて、目に見える排卵サインの一覧表をつくった。「何を言ってるんだ、だれに見えるサインのことだ」とたちまち反論が聞こえてきそうである。たしかにある種のサルは、われわれ人間の目には見えなくとも、仲間にははっきりとわかるたとえば匂い（フェロモン）のようなシグナルを送っているかもしれない。たとえば、牧畜業者が家畜品評会で入賞したよく乳を出す雌牛に目をつけて人工授精をさせようとしても、その雌牛がいつ排卵するのか簡単にはわからない。ところが雄牛には、その雌牛の匂いと振る舞いで、苦もなく排卵の時期がわかるのだ。

もちろんこの問題は無視できないが、牛にくらべると、真猿類の場合はそれほど深刻ではない。ほとんどの霊長類はわれわれと同じように、昼に活動し、夜は眠っている。そしてもっぱら視覚に頼っている。まったく鼻が利かないアカゲザルのオスでも、メスの排卵を確認できる。ヒヒのメスほどはっきり目立つサインではないにしろ、アカゲザルのメスもやはり膣のまわりがわずかに赤みを帯びてくるからだ。われわれ人間の目から見て排卵のサインを出さないと判断したサルの種では、その種のオスもしばしば混乱していることがわかっている。というのも、彼らは非排卵期や妊娠中といったまったく不適切な時期のメスと交尾を重ねているのだ。すなわち、われわれ人間の判断した「目に見えるサイン」は、意味のないものではない。

この第一段階の結果、対象とした霊長類の半数近く――六八種のうち三二種――が、ヒトと同じように目に見える排卵のサインを出さないということがわかった。この三二種のなかには、ベルベットモンキー、マーモセット、クモザル、また類人猿ではオランウータンが含まれている。それ以外の種のうち、ヒトに近縁なゴリラを含めた一八種が、わずかなサインを示していた。そして残りの一八種は、まぎれもない排卵を誇示していた。このグループにはヒヒやチンパンジーなどがいる。

第二ステップ

次にシレーン＝トゥルベリとメラーは、この六八種の霊長類を配偶システムにしたがって分類した。このうち一一種——マーモセット、テナガザル、大部分の人間社会など——は、一夫一妻型だった。また二三種——一部の人間社会、ゴリラなど——は、一頭の成熟したオスが複数のメスをしたがえるハーレム型だった。しかし霊長類の大多数——ベルベットモンキー、ボノボ、チンパンジーなど三四種——は、乱婚型で、メスが複数のオスと日常的に交尾をしていた。

ここでまたしても反論が聞こえてくる。「なぜヒトも乱婚型に分類されないのだ？」それは「日常的」というところに重きをおいたからだ。たしかに、ほとんどの女性は一生のあいだに複数の相手と性関係を結ぶ。また、同時に複数の男性と関係をもつ女性も多い。とはいえ、一回の性周期のあいだに限定するなら、ふつうヒトの女性は一人の男性としか関係をもたないが、ベルベットモンキーやボノボのメスは、そのあいだにも複数の相手と関係をもつのである。

第三ステップ

最終ステップにいたる前段階として、シレーン＝トゥルベリとメラーは、第一ステップと第二ステップとを結びつけて考えてみた。排卵の誇示の目立ちやすさは、特定の配偶システムとなんらかの関連があるのだろうか？　前述の二つの競合説を素直に受けとれば、「マイホームパパ説」が正しいなら排卵の隠蔽は一夫一妻型に特有の現象でなければならず、「たくさんの父親説」が正しいなら乱婚制に特有の現象でなければならない。実際、一夫一妻型と分類された霊長類の大多数――一一種のうち一〇種――が、たしかに排卵を隠していた。一夫一妻型の霊長類で、排卵をあからさまに誇示している種は一つもなく、逆に排卵を誇示しているのは、ほとんど――一八種のうち一四種――が乱婚型の種であった。こう見ると、「マイホームパパ説」はがぜん有力となってくるように思われる。

ところが、この予測と仮説との合致は一方通行でしかない。逆の相関関係はまったく成り立たないのである。ほとんどの一夫一妻の種が排卵を隠しているとはいっても、排卵を隠している種が必ずしも一夫一妻というわけではない。排卵を隠している三二種のうち、二二種は一夫一妻ではなく、乱婚型かハーレム型である。排卵を隠している種には、一夫一妻のヨザルもいれば、概して一夫一妻といえるヒトもいるし、ハーレム型のラングールも、乱婚型のベルベットモンキーもいる。要するに、なにがそもそも排卵の隠蔽を進化させたのであろうと、排卵の隠蔽はじつにさまざまな配偶システムのもとで維持されてきたのである。

同じように、排卵をあからさまに誇示する種のほとんどが乱婚型であるとはいっても、乱婚型の種が必ずしも排卵を誇示しているとはかぎらない。実際、乱婚型の霊長類のほとんど――三四種のうち二〇種――は、排卵を隠しているか、わずかなシグナルを示すだけかのどちらかである。ハーレム型の種にしても、そのなかには目に見えるシグナルを出さない種もいれば、わずかにシグナルを示す種もいるし、あからさまに誇示する種もいる。こうして各グループが交錯しているところを見ると、どうやら排卵の隠蔽はそれぞれの配偶システムのもとで、それぞれに異なる機能をはたしているらしい。

第四ステップ

この機能の変化をつきとめるにあたって、シレーン＝トゥルベリとメラーは、現生する霊長類の種の系統樹を調べるという名案を思いついた。これによって、霊長類の進化史のどの時点で排卵のシグナルや配偶システムに変化が生じたのかを特定できるのではないかと考えたのだ。このアイデアの元になった事実は、現生の霊長類のうちで、互いにとても近縁関係にあり、おそらく共通の祖先からわりに新しく分かれたと思われるいくつかの種が、配偶システムも違えば、排卵のシグナルの強さも違っているということである。ということは、配偶システムや排卵のシグナルも、進化上わりに新しい時期に変化したのではないだろうか。

この推論の正しさを裏づける格好の例がある。われわれヒト、ゴリラ、そしてチンパンジーは、遺伝子レベルではおよそ九八パーセント同一の存在であり、ともに同じ祖先（ほんの九〇〇万年前に生きていたとされる「失われた環」）から派生している。しかし現生する三種の「失われた環」の子孫たちは、それぞれが異なった排卵シグナルを出す。ヒトの場合は排卵が隠され、ゴリラの場合はわずかなシグナルを示し、チンパンジーの場合は大胆に誇示する。したがって、この三種の子孫のうちどれか一種だけが「失われた環」の排卵シグナルの出し方を引き継いでいるのであり、ほかの二種は違ったシグナルの出し方をするよう進化したのに違いない。

実のところ、現生する原始霊長類の種が示す排卵シグナルのほとんどはわずかなシグナルである。だとすると、「失われた環」のシグナルもそのような古いタイプだったと考えられる。そしてゴリラがそれを「失われた環」から引き継いだのかもしれない（図４－１参照）。一方でこの九〇〇万年のあいだに、ヒトは排卵を隠すように進

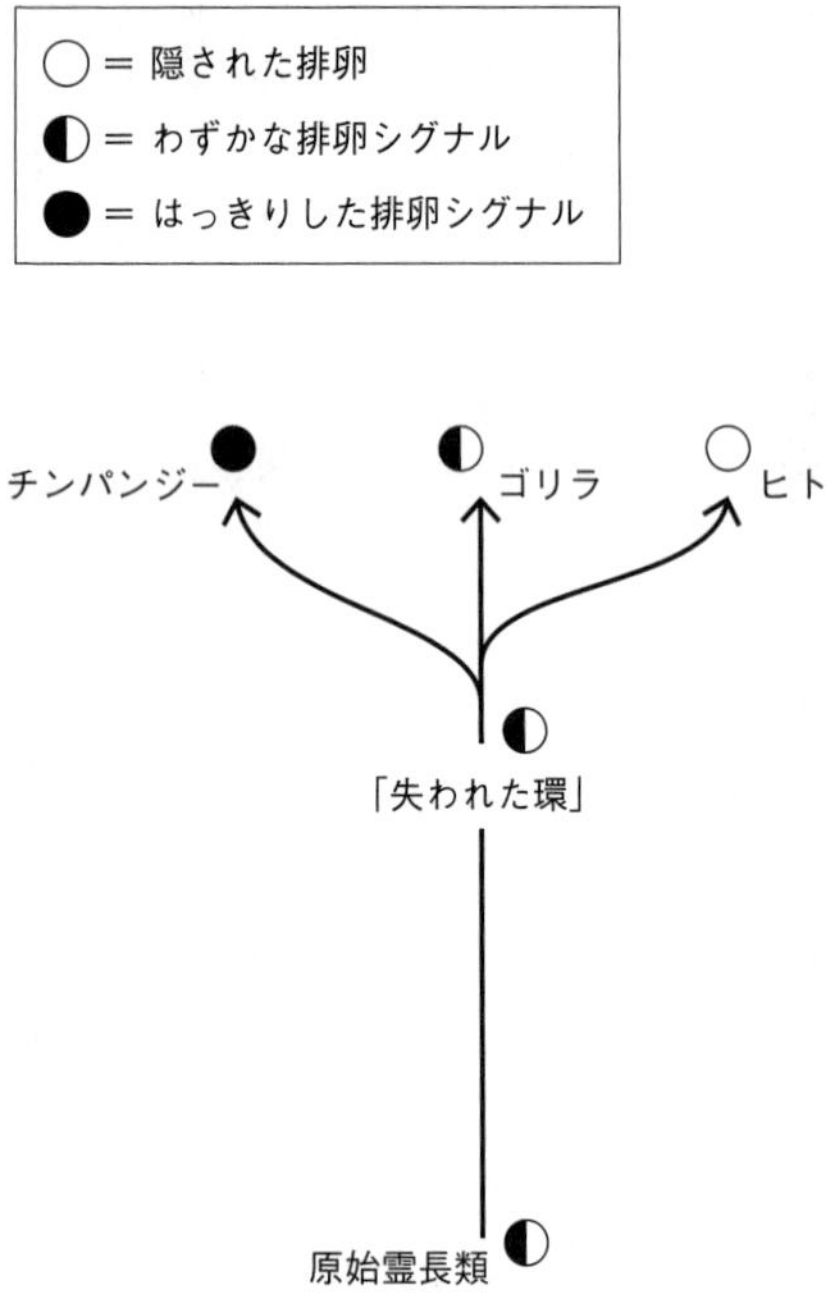

図4-1　排卵シグナルの系統樹

化し、チンパンジーははっきりと誇示するように進化してきたに違いない。つまりヒトとチンパンジーの出すシグナルは、共通の祖先が出していたほのめかし程度のシグナルから、それぞれ正反対の方向に分化したのだ。われわれ人間からすれば、排卵中のチンパンジーの膨れ上がった尻と、ヒヒの膨れ上がった尻とは、同じように見える。しかし、チンパンジーの祖先とヒヒの祖先は、まったく別々に、そうした視覚に訴える尻を進化させてきたに違いない。なにしろヒヒの祖先と「失われた環」の祖先は、およそ三〇〇〇万年前にたもとを分かっているのである。

同じように推論すると、霊長類の系統樹のどの時点で排卵シグナルが変化してきたのかが推定できる。すると、少なくとも二〇回にわたってシグナルの変化が進化してきたことがわかる。排卵のあからさまな誇示が生じた例は少なくとも三回（たとえばチンパンジー）、排卵の隠蔽が生じた例は少なくとも八回（その例としてはヒト、オランウータン、そして少なくとも六種の系統のサル）ある。さらに、軽度の排卵のシグナルを見せる種のなかには、一度排卵を隠していたのにふたたびシグナルを出すようになったもの（数種のホエザルなど）や、あからさまに排卵を誇示していたのにふたたびシグナルを抑えるようになったもの（多くのマカクなど）がいた。

ここまでは排卵シグナルの現われ方を見てきたが、まさにそれと同じ方法で、霊長類の系統樹のどの時点で配偶システムが変化してきたかも同定できる。すべてのサルに共通する祖先がとっていた最初の配偶システムは、おそらく乱婚である。しかし、今日のヒトと、ヒトに最も近縁なチンパンジー、そしてゴリラを見ると、三種類の配偶システムのすべてを見ることができる。ゴリラはハーレム、チンパンジーは乱婚、そしてヒトは一夫一妻とハーレムの両方をとっている（図4-2参照）。それゆえ、九〇〇万年前の「失われた環」の三種の子孫のなかで、少なくとも二種はもともとの交配システムを変化させてきたのに違いない。これとは別に、「失われた環」はハーレム型だったと考えられる有力な証拠がある。だとすれば、ゴリラとヒト社会の一部がその配偶システムを維持してきたのではないかということになる。しかしチンパンジーは、ふたたび乱婚に戻ってしまった。一方で大部分の人間社会は、新たに一夫一妻をとりはじめたというわけだ。ここでふたたび、排卵シグナルと同様に配偶システムにおいても、われわれヒトとチンパンジーは、お互い正反対の方向に進化してきたことがわかる。

高等霊長類においては、一夫一妻は少なくとも七回、独立に進化してきた。それは、ヒト、テナガザル、そして少なくとも別々の五群のサルにおいてである。

ハーレム型の配偶システムは少なくとも八回は進化したはずで、そのなかには「失

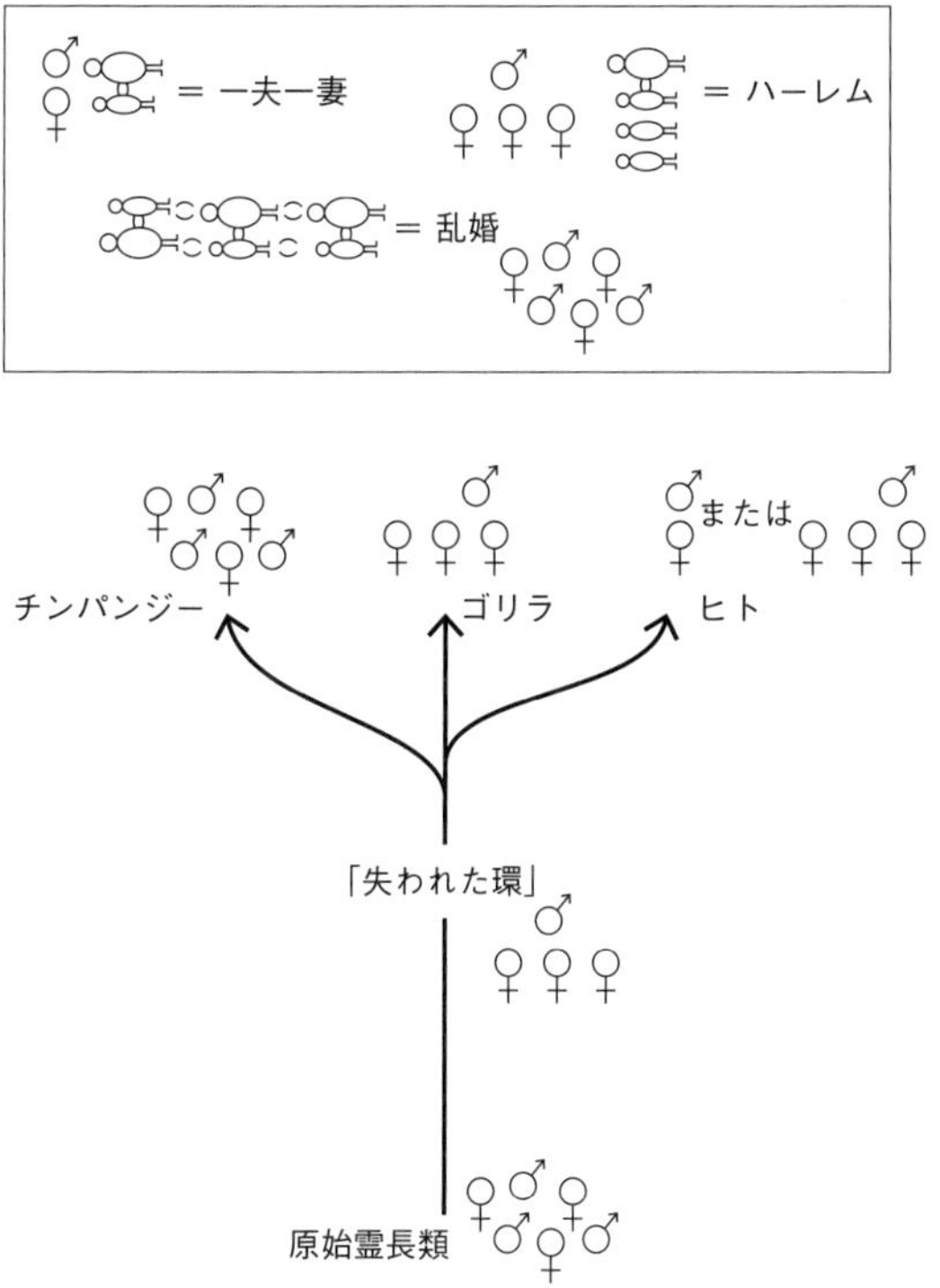

図4-2　配偶システムの系統樹

われた環」も含まれる。チンパンジーと、少なくとも二種のサルは、祖先が乱婚をやめてハーレム型に移ったあとに、ふたたび乱婚に戻っている。

さて、こうして霊長類の系統樹を最初からたどり、遠い昔の霊長類がどんな配偶システムと排卵シグナル型を示していたのかを再構成したところで、ようやくわれわれはこの二種類の情報を結びつけて考えてみることができる。系統樹のなかで排卵の隠蔽が進化したとき、そこで優勢だったのはどんな配偶システムだったのだろう？

以下がその答だ。祖先種のうち、もともと排卵のシグナルを示していたのに、あとになってそれを出さなくなり、排卵を隠すように進化した種を考えてみよう。こうした祖先種で一夫一妻だったのは、たった一種である。対照的に、乱婚かハーレム型であったのは八種、考えようによっては一一種にもなる。そのうちの一つが、ハーレム型の「失われた環」から派生したヒトの祖先である。つまり結論を言えば、排卵の隠蔽を進化させた配偶システムは、一夫一妻ではなく、乱婚かハーレム型であったのだ（図4－3参照）。これは、「たくさんの父親説」が予測した結論である。「マイホームパパ説」とは合致しない。

逆に、こう考えてみたらどうなるだろう。系統樹のなかで一夫一妻が進化したときに、そこで優勢だったのはどんな排卵のシグナルだったのだろう？　すると、排卵を

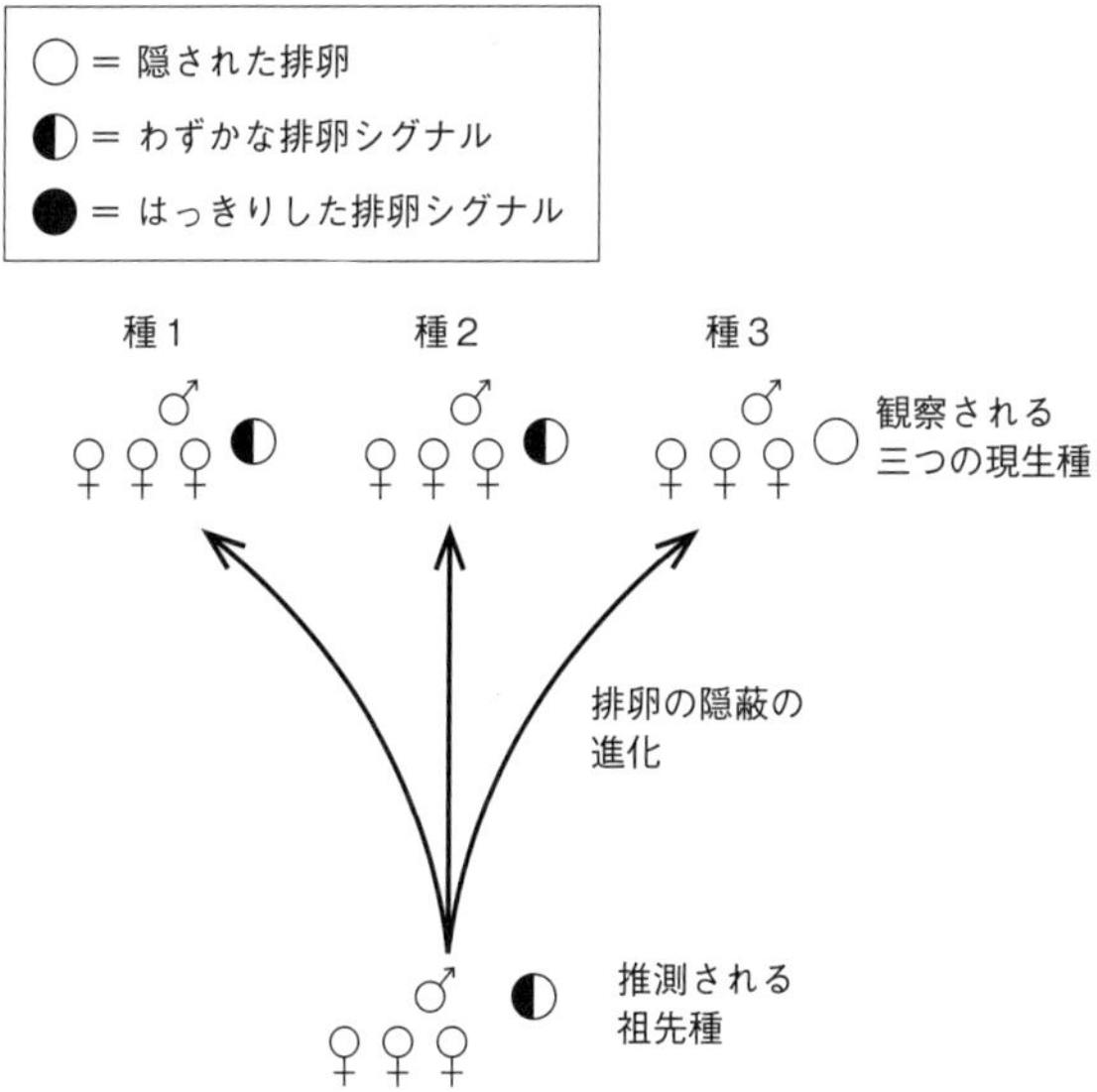

図4－3　現生種と、推測される祖先種とを結びつけることによって、排卵の隠蔽が進化したときに、どのような配偶システムが優秀だったかを推定することができる。おそらくハーレム社会であると同時にわずかな排卵のシグナルを示していた祖先種が、排卵を隠す方向に進化して種3が発生したと思われる。一方、種1と種2は、祖先の配偶システム（ハーレム型）とわずかな排卵のシグナルをそのまま維持してきたのであろう。

はっきりと誇示する種では、一夫一妻は決して進化しないことがわかる。一夫一妻は、たいていの場合すでに排卵が隠蔽されている種に生じるのであり、ときにすでに軽度な排卵シグナルの種に生じることがあるだけだ（図4－4参照）。この結論は「マイホームパパ説」の予測と合致する。

この一見正反対の結論を、どうしたらうまく結びつけられるだろう？　思い出してほしい。シレーン＝トゥルベリとメラーが分析の第三ステップで発見したように、一夫一妻型の霊長類はほとんどすべて、排卵を隠している。こうなったのは二つのステップが踏まれた結果に違いないのだ。まず、排卵の隠蔽は乱婚かハーレム型の種のなかで生じる。次に、排卵の隠蔽が定着したところで、その種は一夫一妻に切り替わるのである（図4－4参照）。

これでおそらく、われわれの性の歴史が複雑きわまりないことがおわかりいただけただろう。われわれは最初に単純な問いを発して、単純な答を期待していた。なぜ人間は排卵を隠して、どんな日にも楽しみのためにセックスをするのか？　ところが答は単純どころか、はるかに複雑で、二つの段階を必要とするものだったのである。

かいつまんで言えば、霊長類の進化史のなかで、排卵の隠蔽は繰り返しその機能を

配偶システム	ハーレム → ハーレム → 一夫一妻
排卵シグナル	わずか → 隠蔽 → 隠蔽
排卵シグナルの機能	効率のよいセックス　父性を攪乱し子殺しを防ぐ　父親を家にとどまらせる

図4－4　排卵の隠蔽の進化

切り替えていき、ときには逆行することさえあったのだ。排卵が隠されるようになったのは、われわれの祖先がまだ乱婚あるいはハーレム型で暮らしていた頃だった。その頃、祖先の猿人の女たちは、排卵を隠すことによって多くの男たちに性的恩恵を分け与えることができるようになった。恩恵にあずかった男たちは、だれひとりとして彼女の産む子の父親が自分であると確信できなかったが、父親が自分かもしれないという可能性は全員に残されていた。その結果、潜在的に殺人者となる可能性をもっている男たちは、だれひとりとして女の子供に害を与えようとはせず、なかには子を守ったり、食べ物を与えたりするものまでいた。女はこうした目的で排卵の隠蔽を進化させると、今度はそれを利用して、優秀な男を選び、誘惑したり脅したりしながら男を家にとどまらせ、自分の産んだ子にたくさんの保護や世話を与えさせた。男は自分がその子の父親であることを知っているから、安心して子育てに励む。

よく考えてみれば、このように排卵の隠蔽の機能が変化したのはべつに驚くことでもない。こうした変化は進化生物学ではよくあることだ。というのも、自然淘汰は、遠い未来の目的に向かって意識的に働くものではなく、エンジニアが意識的に新しい製品を設計するのとはわけが違うからだ。ある動物にとってなんらかの機能をはたしていた特徴が、別の機能もはたしはじめると、やがてその特徴は修正されていき、場合によっては最初の機能を失ってしまうことさえある。生きているものが進化する過程で、以前になくした適応がふたたびよみがえることは少なくない。そして機能を失ったり、機能が変化したり、もとの機能に戻ったりすることも多いのである。

最もよく知られている例の一つが、脊椎動物の四肢である。太古の魚のひれは泳ぐのに使われていたが、これが爬虫類や鳥類や哺乳類になると脚に進化し、陸地を走ったり跳びあがったりするのに使われるようになる。ある種の哺乳類や爬虫類の前脚は、その後さらに進化して、コウモリや現在の鳥類の羽となり、飛ぶのに使われるようになる。鳥の羽と哺乳類の脚はさらに進化して、それぞれペンギンやクジラのひれ足となり、ふたたび泳ぐための機能に戻る。つまり魚のひれがよみがえったというわけだ。魚から派生したグループのうち、少なくとも三つは四肢を失って、ヘビ、アシナシトカゲ、アシナシイモリとなった。繁殖生態の特徴——排卵の隠蔽、排卵の誇示、一夫一妻、ハーレム、乱婚など——が変わるのも、本質的にはこれと同様だ。その機能は繰り返し変わる。特徴自体が別のものに変わったり、また以前のかたちに戻ったり、特徴そのものをなくしてしまったりもする。

こうした進化上の変化の意味がわかれば、われわれの愛情生活に彩りを添えることにもなるだろう。たとえばドイツの偉大な作家トーマス・マンの遺作『詐欺師フェーリクス・クルルの告白』を読んでみるといい。主人公のフェーリクスは、汽車で旅をしている途中、コンパートメントでひとりの古生物学者と一緒になる。学者は挨拶のしるしに脊椎動物の四肢の進化の話をして彼を楽しませる。典型的な女たらしであるフェーリクスは、この話に想像をふくらませて大喜びする。「人間の腕と脚は、最も原始的な陸上生物の骨をそのまま残しているのだ……わくわくする！……女性のすらりと伸びた美しい腕は、お気に召せば私たちを抱きしめてくれるだろう……それは大昔の鳥の鉤爪《かぎづめ》状の羽や、魚の胸びれと、なんら変わりがないのだ……次の機会にはこいつを思い出すことにしよう……すらりとした腕の下には、祖先の骨格が隠れているのだ！」

シレーン＝トゥルベリとメラーが排卵の隠蔽の進化を解き明かしたいま、皆さんはそこからご自分の想像をふくらませることができる。ちょうどフェーリクスが脊椎動物の四肢の進化から想像をふくらませたように。楽しみのためにセックスするのは次回、排卵周期の受精不可能な時期にとっておいて、ともかく永続する一夫一妻関係がどんなに安心なものかを満喫していただきたい。そんなときに、あなたの至福が、実は逆説的なことに、ひとえにあなたの生理的特徴によってもたらされているのだと考えてみていただきたい。この生理的な特徴があなたの遠い祖先を、ハーレム社会ではやる気を失せさせ、乱婚社会では全員の共有する性交相手のところをつぎつぎとまわるように特徴づけたのだ。皮肉なことに、そんな哀れな祖先たちは、排卵の起こっているわずかな期間にしかセックスをしなかった。そして感動もないまま、受精させよという生物学的命令を義務的にはたすしかなかった。なんとしてでもひたすらに迅速な結果を出す必要があったため、あなたのように楽しんでいる暇はなかったのである。

5　男はなんの役に立つか？

昨年、私のもとに一通の風変わりな手紙が届いた。ある学会への招待状で、差出人は遠い町の大学教授だが、見覚えのない名前からでは男性か女性かもわからなかった。会議に出席するには長時間飛行機に乗り、一週間も家を空けなければならない。しかし、招待状は整った美しい文章で書かれていた。会議の運営もこの手紙の文体に表われているように整然としたものであれば、めったにない興味深い経験ができそうだ。時間をとられることに多少ためらいはあったが、私は招待を受けることにした。

いざ到着してみると、私のためらいは吹き飛んだ。期待通りの興味深い会議に加えてさまざまな催しが用意されており、ショッピングやバードウォッチング、夕食会、遺跡見学などを楽しむことができた。このすばらしい会の主催者で、あの美しい手紙を書いた教授は女性であることが判明した。会議でみごとな講演を行なった彼女はとても感じがよいうえに、これまで見たこともないほど美しい女性だった。

彼女が教えてくれた店で私は妻にいくつかプレゼントを買った。案内役の学生がこの買い物を報告したのだろう、夕食会のとき、隣に座った彼女がそのことを話題にした。驚いたことに彼女はこう言った。「夫は一度もプレゼントをくれたことがないんですよ!」。彼女のほうでは以前は夫にプレゼントを買っていたが、まったくお返しをくれないのでとうとうやめてしまったという。

そのとき、テーブルの向かい側に座っていただれかが、私がニューギニアで野外調査したゴクラクチョウについて質問した。ゴクラクチョウのオスは子育てを手伝わず、他のメスを誘惑してばかりいると私が説明すると、またしても驚いたことに主催者の女性はふきだした。「人間の男と同じだわ!」。彼女が言うには、夫は世のたいていの男性よりはましで、彼女の仕事上の野心に理解を示してくれる。だが、ほとんど毎晩、職場の男性の同僚との付き合いがあり、週末に自宅にいてもテレビを見るだけで、家事も二人の子供の世話も手伝おうとしない。彼女は手伝ってほしいと何度も言ったが、とうとうあきらめて家政婦を雇ったという。もちろんこんな話は珍しくもなんともないのだが、私が驚きを感じたのは、これほど美しく、思いやりがあって、才能豊かな女性が妻なら、夫はいつも一緒に過ごしたがるものと単純に思いこんでいたからだ。

だが、主催者の女性の家庭環境は、他の多くの妻とくらべれば、はるかに恵まれている。ニューギニア高地で調査をはじめた頃の私は、女性がひどい虐待を受けている様子を目にして、しばしば憤りを感じたものだ。ジャングルのなかの道で出会う夫婦は、必ずといってよいほど、女性が薪や野菜、赤ん坊といった重い荷物に腰を曲げ、一方、男性はといえば、弓矢以外になにももたず、ただぶらぶらと背すじを伸ばして歩いていた。男たちが狩猟に出かけるのは、せいぜい男同士の結びつきを強めるだけの役目しかもたないようで、ジャングルで獲物がとれたとしても、その場で男たちだけで食べてしまう。妻たちは否応なしに売り買いされ、棄てられた。

だが、のちに私自身が子供をもって、家族を先導して連れ歩く感覚を知るようになると、家族の傍らをゆうゆうと歩くニューギニアの男たちを前よりも理解できるような気がした。無意識のうちに私は子供の隣を歩き、全神経を集中して、子供が車に轢かれたり、転んだり、迷子になったり、その他さまざまな災難に遭わないように気をつけていた。ニューギニアの男たちは、私よりもさらに気を使う必要がある。彼らの妻や子を待ち受ける危険はずっと大きいからだ。あの一見のんきそうな男たちは、重荷を担いだ妻の隣を歩いているだけのようで、実は見張り兼護衛として他部族の待ち伏せにそなえ、いつでも弓矢を使えるように両手を空けていたのだ。しかし、男たちの狩猟や女性の売買といった問題は、いぜんとして私を悩ませつづけた。

男はなんの役に立つかという質問は、ふざけた冗談に聞こえるかもしれない。実際、われわれの社会はその問題に敏感になっている。女性たちはますます男の身勝手を許さなくなり、妻子より自分を優先する男たちを批判するようになっている。この質問はまた、人類学者たちにとっても理論上の大問題である。メスと子に提供されるサービスという点で、ほとんどの哺乳類のオスは精子を注入する以外は役立たずである。彼らは交尾が終わるとメスと別れるので、子を養い、守り、しつけるという重荷はそっくりメスが負うことになる。しかしヒトの男性は（常にではないが、たいていは）性交が済んだ後も相手と子のそばにとどまる。その結果としてつけ加わった男の役割が、われわれ人類の最も大きな特徴の進化に決定的な役割をはたしたと、多くの人類学者は考えている。彼らの考えは次のとおりである。

現在まで残るすべての狩猟採集社会――一万年前に農業が起こる以前のすべての人間社会がとっていた生業形態――において、男女の経済的な役割は分化している。男性はきまって大型動物の狩りに多くの時間を費やし、一方、女性は植物性食物と小動物の採集、および子供の世話に多くの時間を費やす。人類学者の伝統的な見方では、この普遍的な役割分担は労働の分業とみなされ、核家族全体の利益をもたらす健全で協力的な戦略であると考えられてきた。大型動物を追跡し、しとめる仕事は、女性よりも男性のほうがずっとうまくこなす。男性は子供を連れ歩いて授乳する必要がなく、一般的に男性のほうが女性よりも筋肉が発達しているからだ。人類学者によれば、男が狩りをするのは妻や子供に肉を与えるためだという。

似たような労働の分業化は現代の工業化社会にもみられる。すなわち、多くの女性が男性よりも多くの時間を育児に捧げている。男性の仕事はもはや狩りではなくなったがそれでも金を稼げる仕事について、連れ合いと子供たちに食物をもち帰る（アメリカの女性の多くもそうしているが）。このように「家にベーコンをもち帰る」という言いまわしには古くからの深い意味が隠されている。

狩りによる肉の供給は、男性に特徴的な機能と考えられており、ヒト以外では同じ哺乳類のオオカミやリカオンなどわずかな種でしか見られない。それは、他の哺乳類とははっきり異なる人間社会に普遍的な特徴――とりわけ、男性と女性が性交後も関係を保って核家族をつくる事実や、ヒトの子供が（類人猿の子供とは違って）離乳後も長いあいだ自分で食べ物をとれないという事実――にかかわりがあるとされる。

多くの人が当然のこととして疑いもしないこの説から、ヒトの狩猟について二つの予測が成り立つ。まず、狩猟の主な目的が家族に肉をもち帰ることであるのなら、男たちは確実に最大量の肉が手に入る狩猟戦略を追求するはずである。つまり、男性が大きな獲物を追うことによって一日にもち帰る肉の量の平均は、小動物を狙うよりも多いはずだ。次に、狩人は獲物を妻子にもち帰るか、少なくとも優先的に分け与え、他人にはあまりやらないはずだ。この二つの予測は正しいのだろうか？

驚くべきことに、この予想は人類学の基本にかかわる仮説でありながら、ほとんど研究されていない。おそらく驚くには当たらないが、この研究の第一線に立っているのは女性で、ユタ大学の人類学者クリスティン・ホークスである。ホークスは、キム・ヒル、A・マグダレナ・フルタード、H・カプランと共に、パラグアイの北アチェ・インディオの食物獲得量の定量分析に基づいて研究を行なっている。ホークスは、タンザニアのハツァについても、ニコラス・ブラートン・ジョーンズ、ジェームズ・オコンネルとの共同で仮説の検証を行なった。まず、アチェについて事実を見てみよう。

北アチェはかつては完全な狩猟採集民で、一九七〇年代に農場への定住がはじまった後もいぜんとして、森のなかでの狩猟採集活動に大半の時間を費やしている。人類の通常のパターンどおり、アチェの男たちはペッカリー（ヘソイノシシ）やシカのような大型の哺乳類を追い、また、ハチの巣から大量のハチミツを集める。女たちはヤシをつき砕いてデンプンをとり、果実や昆虫の幼虫を集め、子供の世話をする。アチェの男性の狩りの成果は日によって大きく変動する。ペッカリーを倒すかハチの巣を見つければ、多くの人間にゆきわたるほどの食物をもち帰ることができるが、四回に一回は手ぶらで帰る。それとは対照的に、女性の成果は予測可能で、日による違いが少ない。ヤシは豊富で、どれほどのデンプンを得られるかは、おおむねどれほどの時間をヤシをつき砕くことに費やしたかによって決まる。女性は常に自分と子供に必要なだけは手に入れることを期待できるが、たくさんの人々を養えるほどの大収獲は決して望めない。

ホークスと同僚研究者による結果でまず驚くべき点は、男の戦略と女の戦略とのあいだの食物獲得量の違いに関するものだ。もちろん、最大獲得量は男性のほうが女性よりもはるかに高い。男が運よくペッカリーを倒したような日には、一日で四万カロリーにものぼるからだ。しかし、男性の一日あたり獲得量の平均は九六三四カロリーで、女性の平均値（一万三五六カロリー）より低く、また、男性の中央値（最大値と最小値のちょうど中央の値）は一日あたり四六六三カロリーとさらに低かった。この矛盾した結果は、男がペッカリーを捕らえる栄光の日よりも、手ぶらで帰る屈辱の日のほうがはるかに多いことを示している。

したがって、アチェの男たちは、狩りの興奮に身をゆだねるより、ヤシのデンプン採りという非英雄的な「女の仕事」に励むほうが長期的には得るものが大きいということになる。男性は女性よりも力が強いから、その気になれば女性よりも多くのカロリー量のデンプンをつき砕くことができるだろう。あてにならない大儲けに出るという点で、アチェの男たちはジャックポットを狙うギャンブラーに似ている。金を銀行に預けて面白味はないが確実な利子を稼ぐほうが長期的にははるかに儲かるのだ。

もう一つの驚くべき点は、狩りに成功したアチェの男性が、肉を妻や子供のためにもち帰るのではなく、だれであれ周りの人間と広く分かち合ってしまうことである。ハチミツについても同様で、このような広い分かち合いの結果、アチェの人びとが消費する食料の四分の三は、彼または彼女の核家族外のだれかが手に入れたものである。

アチェの女たちが大物狙いの狩りをしない理由は容易に理解できる。子供を長時間放置しておくわけにはいかないし、一日たりとも手ぶらで帰るリスクを冒すわけにはいかない。とたんに乳の出が悪くなり、胎児にとっても危険なのだ。しかし、なぜアチェの男性はヤシデンプンを嫌って平均すると儲けの少ない狩りにしがみつき、獲物を妻や子にもち帰らないのだろうか？　これは従来の人類学者の予想に反するものだ。

この矛盾は、アチェの男性が大物狙いの狩りを好む背景に、妻や子の利益とは別のなにかがあることを示唆している。クリスティン・ホークスの説明を聞くにつれて、真の理由は、家にベーコンをもち帰るというような気高いものではないのではないかという嫌な予感を私は感じた。私は同性を代表して弁護する気になり、男の戦略の気高さへの信頼を回復できそうな説明を考え出そうとした。

まず最初に、クリスティン・ホークスが狩りの成果をカロリーで計算していることに私は異議を唱えた。多少なりとも栄養学の知識のある現代の読者ならだれでも知っているとおり、実際にはカロリーはすべて同じというわけではない。おそらく、大物狙いの狩りの目的は、タンパク質、つまりヤシデンプンのささやかな炭水化物より価値の高い栄養への必要性を満たすところにあるのだ。しかし、アチェの男たちはタンパク質の豊富な肉ばかりでなく、ヤシデンプンとまったく同じ炭水化物であるハチミツも狙う。カラハリのサン（「ブッシュマン」）の場合、男たちは大物狙いの狩りをするが、女たちは質のよいタンパク質を豊富に含むモンゴンゴの実を集め、調理する。ニューギニア低地の狩猟採集民の男たちは、めったに捕まらないカンガルーを追って毎日を無駄にするが、彼らの妻や子供たちは魚やネズミ、地虫、クモといったかたちで確実にタンパク質を手に入れる。なぜサンやニューギニアの男性は妻を見習わないのだろうか？

つぎに私が考えたのは、アチェの男性は例外的に無能な狩人であり、現代の狩猟採集民のなかで異例の存在なのではないかということだった。イヌイット（エスキモー）や極北インディアンの男たちの狩猟技術が、大型動物以外に食料がほとんどなくなる冬場にはとりわけ欠かせないものであるのは間違いない。タンザニアのハッァの男たちは、アチェとは異なり、小動物よりも大型動物の狩りで高い成果を上げている。しかしニューギニアの男たちは、アチェと同じように、成果の低い狩りに固執する。それに、ハッァの狩人たちも多大なリスクを冒している。平均すると、狩りに出かけてなんらかの獲物をもち帰るのは二九回（日）に一回にすぎない。ハッァの家族は、夫または父親が運よく仕留めたキリンをもち帰るのを待つうちに餓死しかねない。いずれにせよ、ハッァやアチェの狩人がときおりもち帰る肉は家族のためのものではないので、大物狙いの狩りの成果が他の戦略にくらべて高いか低いかは、家族にしてみれば机上の論議にすぎない。とにかく、大物狙いの狩りは家族を養う最良の方法ではないのだ。

それでもわが同胞の男性を擁護しようとして、私はつぎのような疑問を提出した。肉やハチミツを広く分かち合う目的は、互恵的利他行動を通じて狩りの成果を均《な》らすことではないか？　すなわち、私がキリンを倒すのは二九日にたった一度で、他の狩人たちも同じだとする。しかし、それぞれの狩人は別の場所で狩りをするので、キリンを倒すのもそれぞれ別の日である。成功した狩人が、肉を他の狩人およびその家族と分け合うことに同意すれば、全員が満腹する機会が増える。この解釈が正しければ、どの狩人も最も腕のいい他の狩人との分かち合いを望むはずである。別の日にお返しをもらえる公算が大きいからだ。

しかし実際には、アチェやハツァの狩人たちは獲物を周りのだれにでも分け与え、腕のよい狩人も絶望的に下手な狩人も区別しない。このことから、いったいなぜアチェやハツァの男性はわざわざ狩りをするのかという疑問がわく。自分で獲物をまったくとらなくても、分け前にあずかれるのに。また逆に、自分が倒した獲物を他人と平等に分かち合わなくてはならないのに、なぜ狩りをするのだろうか？　なぜだれとも分かち合う必要のない木の実やネズミを集めて家族にもち帰らないのだろうか？　男の狩りに気高い動機を見ようとして見逃しているなんらかの卑しい動機があるに違いない。

さらにもう一つの気高い動機として私が考えたのは、だれとでも肉を分かち合うのは部族全体を助けるためではないかということである。部族は栄えるも滅びるも一緒である、部族の他の人びとが飢えていて、敵対部族の攻撃を防げないとなれば、自分の家族を養うことだけにかまけてはいられない。しかし、ここからまた最初の矛盾に戻ってしまう。アチェの部族全体に栄養を行き渡らせる最良の方法は、部族の全員が地道にヤシデンプンをつき砕き、果実や昆虫の幼虫を集めることだからだ。男たちはめったに倒せないペッカリーなどを追って時間を無駄にすべきではないのだ。

男の狩りが家族にとって価値があることを証明しようと私が最後に考えついたのは、保護者としての男性の役割と狩猟との関連性である。鳴禽類、ライオン、チンパンジーなど、縄張りをもつ種の大半は多くの時間を費やしてパトロールを行なう。こうしたパトロールにはいくつもの目的がある。隣の縄張りからのライバルの侵入を察知して追い払い、反対に、隣の縄張りに侵入するタイミングをうかがう。メスや子供たちを脅かす捕食者を察知し、食料などの資源の季節による変化を監視する。これと同じように、ヒトの狩人もまた、獲物を探すと同時に、部族にとっての危険や好機に目を光らせているのだ。さらに、狩りは部族を敵から守るための戦闘技術を磨く機会ともなる。

狩りのこうした役割が重要なのは間違いない。間違いないが、狩人は具体的にどんな危険を察知しようとしているのか、また、それによってだれの利益をはかろうとしているのかが問われなければならない。ライオンなどの大型肉食獣が人間に危害を加える地域もあるが、世界のどこの狩猟採集民の伝統社会にとっても、一番の危険は敵対部族の狩人である。こうした社会の男たちはたびたび戦争を起こすが、その目的は他部族の男たちを殺すことである。敗れた部族の女性や子供は殺されるか、捕らえられて妻や奴隷とされる。狩人たちのパトロールは、悪く言えば、ライバルの男たちを犠牲にして自分自身の遺伝子の利益をはかるためであり、よく言えば、妻や子供たちを危険から守るためだが、その危険をおよぼすのは主に他部族の男たちである。後者の場合でさえ、成人男性パトロールによって社会にもたらされる利益と害は半々くらいであろうと考えられる。

こうして、アチェの大物狙いの狩りには、なにより妻や子供の利益に寄与するという気高い動機があることを証明しようとした私の五つの試みは、ことごとく失敗した。ここで、クリスティン・ホークスが不快な事実を教えてくれた。アチェの男性は狩りによって、胃に入る食べ物以外にも大きな（妻や子供のためにはならない）利益を得ているという事実である。

まず言っておかなければならないが、アチェのあいだでも他の部族と同様、婚外性交は珍しいことではない。数十人のアチェの女性たちに、彼女たちの六六人の子供についいて、父親である可能性のある男性（受胎時期のセックスパートナー）の名前を尋ねたところ、子供一人あたり二・一人の名前があがった。二八人のアチェの男性のサンプルのなかから、女性たちは恋人として下手な狩人より優秀な狩人の名をあげ、子供の父親の可能性がある男性としても、優秀な狩人の名をあげることが多かった。

姦通の生物学的な重要性を理解するために、繁殖における男女の利益の根本的な不均衡について第2章で述べたことを思い出してみよう。女性は複数のセックスパートナーをもっても、それが直接、繁殖数を高めるわけではない。いったん一人の男性によって受胎すると、少なくとも九カ月間は別の男性とセックスしても妊娠せず、狩猟採集生活では少なくとも数年間は授乳によって月経が停止する。ところが男性は、それまでずっと貞節を守っていたとしても、たった数分間の姦通で自分の子供の数を増やせるのだ。

では、ホークスが「扶養型」と「誇示型」と名付けた二つの狩猟戦略をとる男性の繁殖成功度を比較してみよう。扶養型はヤシデンプンやネズミなど、そこそこ高い成果を確実にもたらす食物を求める。誇示型は大型動物を求め、たまに大当たりがあっても、残りのたいていの日の収獲はゼロなので、平均した食物獲得量は少ない。妻や子供にもち帰る食物の平均値では扶養型が最も高いが、他人に与えるほどの余剰食物を獲得することは決してない。誇示型は妻や子供にもち帰る食料は平均すると少ないが、たまに大量の肉を手に入れると、他人に分け与える。

言うまでもなく、女性が自分の遺伝的利益を測る規準が大人に育て上げることのできる子供の数だとすれば、それはいかに多くの食料を子供たちに与えられるかによって決まるので、したがって彼女は扶養型と結婚したほうがよい。しかし、隣人に誇示型の男性がいるとさらに都合がよいことになる。彼との姦通によるセックスと引き換えに、自分と子供のために余分の肉をもらえるからだ。部族自体もたまの大収獲を分けてくれる誇示型を好む。

男性が自分の遺伝的利益を上昇させられるかどうかについて、誇示型には不利な点も有利な点もある。利点の一つは、姦通によって余分な子供をつくれることである。また、姦通以外の利点もいくつかあり、たとえば部族内での特権を享受できる。部族の人びとは肉をくれる彼を隣人にしたがり、お礼として娘を彼の妻に差しだすこともある。同じ理由で、誇示型の子供たちは特別扱いされる傾向がある。誇示型の不利な点は、妻や子供にもち帰る食料が平均すると少ないことで、それは、彼の実子が無事に大人まで成長する可能性が低くなることを意味する。彼が浮気をする一方で、妻も同じことをするかもしれない。すると彼女の子供のなかに占める彼の実子の割合は低くなる。扶養型のように少数の子供の確実な父親であるより、誇示型のように多くの子供の不確実な父親であるほうがよいのだろうか？

その答は次のいくつかの数字によって変わってくる。扶養型の妻が余分に育てられる実子の数がどれくらいか、扶養型の妻の子供のうち父親の違う子供の割合はどれくらいか、そして誇示型の子供が特別扱いを受けることで、生き残るチャンスがどれくらい増えるのか。これらの数値は部族ごとの生態学的条件によって異なるはずだ。ホークスはアチェについて数値を推定し、アチェと条件の似た多くの部族で、扶養型よりも誇示型のほうが自分の遺伝子をより多くの子供に伝えることができるだろうと結論した。従来言われてきたようなベーコン説ではなく、これこそが大物狙いの狩りの本当の理由なのだろう。すなわち、アチェの男たちは家族のためより自分のために狩りをするのだ。

そういうわけで、男性は狩猟、女性は採集という分業によって核家族を単位とする共同利益が効率的に増加し、それによって労働力は集団の利益のために適材適所に配置される、というのは事実に反する。そうではなくて、狩猟採集の生活様式には、古典的な利害の衝突が見られる。第2章で述べたように、男性の遺伝的利益にとって最善のことは、必ずしも女性の遺伝的利益にとって最善となるわけでなく、逆もまた然りである。配偶者同士は利害を共にすることも、利害が対立することもある。女性は扶養型の男性と結婚するのが望ましいが、男性にとっては扶養型になるのが最も望ましいわけではない。

ここ数十年の生物学の研究から、動物や人間で見られるこのような利害の対立――夫婦間（または動物のつがい間）ばかりでなく、親と子、妊婦と胎児、きょうだい間の対立――がつぎつぎと明らかになってきた。親は子と遺伝子を共有し、きょうだいは互いに遺伝子を共有する。しかし、きょうだいが最も身近な競争相手となることもあり、親と子が競争することもありうる。多くの動物研究から、子をもつと親の余命が短くなることがわかっている。子育てにエネルギーを使い、リスクも増えるためだ。親にとって、ある子を育てることは遺伝子を伝える機会の一つにすぎず、親はこのような機会を別にもってもよいのだ。ある子を捨て、別の子に資源をつぎこむほうが、親の利益にかなうこともあり、親を犠牲にして生き延びることが子の利益にかなう場合もあるだろう。動物の世界も人間の世界と同様に、このような対立から子殺しや親殺し、きょうだい殺しに発展することは珍しくない。生物学者たちは遺伝学や採食生態学に基づいて、この種の対立を理論的に計算するが、だれもが、計算などしなくても経験から知っている。血や結婚で結ばれた近親者同士の利害の衝突は、われわれの人生で最もありふれた、最も痛ましい悲劇である。

以上の結論にはどの程度の妥当性があるのだろうか？　ホークスと同僚研究者が調

査したのはアチェとハッァの二つだけである。彼らの出した結論は、他の狩猟採集民についても検証されるべきである。部族により、さらには個人によっても結果は違いそうだが、私自身のニューギニアでの経験には、ホークスの結論がよくあてはまるように思われる。ニューギニアには大型動物がほとんどおらず、狩りの成果は低く、ゼロという日も多い。獲物のほとんどはジャングルで男たちだけで平らげ、家にもち帰られた肉については皆で分かち合われる。ニューギニアの狩りを経済的な面から説明するのは難しいが、腕のよい狩人が高い地位を与えられているのは明らかである。

ホークスの結論はわれわれの社会にはあてはまるのだろうか？　私がこの質問をすることを予想してすでに腹を立てている読者もいるかもしれない。私がアメリカの男はたいして役に立たないと言うに決まっていると。もちろん、私の結論は違う。多くの（大半の？　ほとんどの？）アメリカの男性は献身的な夫であり、収入を増やそうと懸命に働き、その収入を妻や子供のために使い、よく子供の世話をし、浮気はしない。

しかし、悲しいかな、アチェについて見られたことは、われわれの社会の少なくとも一部の男たちにはかかわりがある。アメリカの一部の男性は妻や子供を棄てて顧みようとしない。離婚後、子供の扶養義務を放棄する男は恥ずべき割合にのぼる。そうした男のあまりの多さに、政府までがなんらかの対策を講じようとしているところだ。アメリカでは片親の家庭が両親のそろった家庭を上まわり、片親家庭の多くは母子家庭である。

結婚生活をつづけている男たちのなかにも、妻や子供をかまわず、自分のことにしか関心がない者がいるのは知ってのとおりだ。彼らは法外な時間と金とエネルギーを、浮気や身分の誇示や遊びに注ぎこんでいる。そのような男の関心事で典型的なのが車であり、スポーツであり、アルコールである。家庭にもち帰られるベーコンは少なくなるばかりだ。アメリカの男性の何パーセントが誇示型か調べたわけではないが、その割合は無視できないもののようだ。

生活時間の研究によると、愛し合っている共働きのカップルでさえ、アメリカの働く女性が義務（仕事プラス子供の世話プラス家事）に割く時間は、平均して夫の二倍だという。しかも女性は同じ仕事をしても支払われる賃金が平均して少ないのである。同じ研究によれば、自分と妻がそれぞれ子供の世話や家事に従事する時間数を評価するよう求められると、アメリカの男性は自分の貢献度を過大評価し、妻を過小評価する傾向があるという。私の印象では、男性が家事や子供の世話に貢献する度合いは、いくつかの工業国ではさらに低いようだ。たとえば、私がたまたま見知ったかぎりでも、オーストラリア、日本、韓国、ドイツ、フランス、ポーランドなどがそうである。かくして、男はなんの役に立つのかという疑問は、人類学者のあいだではもとより、われわれの社会でも論じられつづけているのだ。

6　少なく産めば、たくさん育つ

　野生動物の多くは死ぬまで、あるいは死の直前まで繁殖が可能であり、ヒトの男性も同じである。もっともなかにはさまざまな時期にさまざまな理由で生殖能力がなくなったり低下する男性もいるが、すべての男性が一定の年齢を境に生殖活動が完全に停止するということはない。年をとった男性が子供をもうけた例は無数にあり、九十四歳で父親になった者もいる。

　しかし、ヒトの女性は四十歳頃から生殖能力が急速に低下し、だれもがその後ほぼ一〇年以内に生殖不能となる。五十四、五歳頃まで規則正しく月経を迎える女性もいるが、ごく最近の医療技術の発展でホルモン療法や人工受精などが登場するまでは、五十歳以降の妊娠はまれだった。アメリカのフッター派という厳格な宗教共同体では避妊が禁じられているが、一方、栄養条件はよい。この宗派の女性は生物学的に可能な年齢に達するとすぐに子供を産みはじめ、平均するとわずか二年間隔で、最終的には平均して一一人の子供を産む。しかし、その女性たちでさえ四十九歳までには出産を終える。

普通の人にとって、閉経とはつらさを予感させるものではあるが、人生では避けられない出来事である。しかし進化生物学者にとって、ヒトの女性の閉経は動物としての逸脱であり、知的なパラドックスである。自然淘汰の本質は、より多くの子孫を残すような形質の遺伝子が広まることである。それなのに、なぜ自然淘汰によって、一つの生物種のすべてのメスが、多くの子孫を残す能力を失わせる遺伝子を担うようになったのだろうか？　ヒトの女性の閉経時期も含め、あらゆる生物学的形質には遺伝的変異がある。なんらかの理由でいったん閉経が定着したとしても、閉経年齢が徐々に上がってついにはふたたび消滅しなかったのはなぜだろうか？　閉経年齢が高い女性ほど多くの子孫を残せるはずなのに。

そういった理由で、進化生物学者にとっては、閉経はヒトのセクシュアリティの最も奇妙な特徴の一つである。これから論じるように、それはヒトの最も重要な特徴でもある。われわれの巨大な脳や直立姿勢（人類の進化の教科書では必ず強調される）、排卵の隠蔽や楽しみのためのセックスを好む傾向（教科書にはあまり取り上げられない）と並んで、閉経はわれわれ人間を人間――すなわち、類人猿以上の、類人猿とは異質の存在――たらしめるのに不可欠な生物学的特徴の一つなのだ。

多くの生物学者は、私がいま述べたことに目を向けようとしない。彼らは、女性の閉経には未解決の問題などなく、とりたてて論じる必要はないと主張する。この主張には三種類ある。

第一に、閉経は比較的最近生じたヒトの高齢化の人為的な副産物であるとする生物学者がいる。ヒトの高齢化はたんに前世紀の公衆衛生の向上にはじまったわけではなく、おそらく一万年前の農業の出現、さらには、過去四万年に人類の生存技術を拡大させた進化的変化によって生じたのだろう。この見方によれば、数百万年におよぶ人類進化史の大部分の期間には、閉経が生じる余地はなかった。女性も男性も四十歳以上まで生き残る者は（おそらく）ほとんどいなかったからだ。当然、女性の生殖管は四十歳頃に活動を停止するようにプログラムされていた。どのみち、それ以降は活動する機会がないからである。高齢化はわれわれの進化の歴史のなかでは、ごく最近になって起こった出来事なので、女性の生殖管はまだ適応できずにいる――このような論法である。

しかし、この考えは、たいていの場合、男性の生殖管やその他の男女が共有する生物学的な機能が四十歳を過ぎても何十年ものあいだ働きつづけるという事実を無視している。他のすべての生物学的な機能が新しい高齢化にすばやく適応できたのに、なぜ女性の生殖機能だけがそのようにできなかったのかという説明はされないままである。また、昔は閉経年齢より長生きする女性がめったにいなかったという主張は、古人口動態学、すなわち古代人の骨から死亡年齢を推定する学問を根拠としている。だが、その推定は、立証もされていなければ信頼性もない前提に基づいているのだ。たとえば、発見された人骨は古代の全人口を代表する偏りのないサンプルなのだろうか、それに古代の成人の年齢を骨から正確に決定できるのだろうか。十歳の骨と二十五歳の骨とを区別できるという古人口統計学者の能力は疑わないが、四十歳の骨と五十五歳の骨とを区別する能力――彼らは区別できると主張している――は一度として証明されていないのだ。現代人の骨との比較による推定はほぼ不可能である。異なった生活様式、食物、疾病によって、現代人の骨が老化する速度は、古代人とは当然異なるからだ。

第二の主張は、ヒトの女性の閉経が昔から存在した可能性は認めるが、ヒトに特有の現象であることは否定する。たいていの野生動物は年齢と共に生殖能力が低下する。多くの野生の哺乳類や鳥類に、生殖不能となった高齢の個体が見られる。実験室のケージや動物園に住んでぜいたくな餌を与えられ、高度な医療と天敵からの完璧な保護を受けて、寿命が本来よりも長く延びたアカゲザルや、実験用マウスの一部の系統では、生殖不能となるメスが多い。このことから、一部の生物学者は、ヒトの閉経は動物に広く見られる現象の一部にすぎないと主張する。原因がなんであれ、多くの種に存在するのだから、ヒトの閉経はとくに説明を要することではないというのだ。

しかし、早合点は禁物である。ある個体が生殖不能になったからといって閉経の存在を一般化できるわけではない。つまり、野生動物の高齢の個体がたまに不妊であったり、ケージのなかで人工的に寿命を引き延ばされた動物がいつも生殖不能になるからといって、野生状態で生物学的に意味のある現象として閉経が存在すると言い切ることはできない。野生状態の成体メスのうち相当数の個体が生殖不能となり、生殖能力がなくなった後もかなり長い期間生きることを証明する必要があるのだ。

ヒトはたしかにその条件を満たすが、野生動物でそれがしっかりと確認されているのは一種類か、せいぜい二種類である。一つはオーストラリアのフクロネズミの一種で、（メスではなく）オスに閉経的な現象が見られる。オスは八月のある時期にいっせいに生殖不能となり、その後二、三週間すると死んでしまい、後には妊娠したメスだけが残る。しかしこの場合、閉経後の余命はオスの寿命のなかでとるにたりない短さである。このフクロネズミは閉経ではなく、ビッグバン生殖、すなわち一回繁殖――サケやアオノリュウゼツランのように、一生に一度の繁殖を行なった直後に生殖不能となって死ぬ——の例であると考えるほうが正しい。動物の閉経としてより適切な例はゴンドウクジラである。捕鯨で水揚げされたメスの成体の四分の一が、卵巣の状態から判断してすでに閉経していた。メスのゴンドウクジラは三十~四十歳で閉経し、その後平均して少なくとも一四年間は生き、六十歳を超えることもあるらしい。

このように、生物学的に意味のある現象としての閉経はヒトに特有のものではなく、少なくともクジラの一種にも見られる。シャチの閉経の証拠を探す価値はありそうだし、他にも可能性のある候補はいくつかある。しかし、チンパンジー、ゴリラ、ヒヒ、ゾウなどくわしく研究されている長命の哺乳類には、高齢でも生殖能力のあるメスがしばしば見られる。したがって、それらの種や他の多くの種では、閉経が規則的に生じるわけではなさそうだ。たとえば、五十五歳のゾウは高齢とみなされる。九五パーセントの個体がその年齢に達する前に死ぬからである。しかし五十五歳のメスのゾウの生殖能力は、最盛期のメスのまだ半分も残っている。

したがって、メスの閉経は動物の世界では充分に異常な現象であり、ヒトの女性でそれが進化したことは説明を要する。われわれの閉経の起源が五〇〇〇万年前に枝分かれしたゴンドウクジラにあるわけではないことはたしかだ。人類がそれを進化させたのは、われわれの祖先がチンパンジーやゴリラの祖先と分かれた七〇〇万年前以降のことに違いない。チンパンジーやゴリラは閉経を経験しない（少なくともいつも閉経するわけではない）ように見えるからだ。

最後の第三の主張は、ヒトの閉経が昔からの現象であり、他の動物には通常は見られないことを認める。しかし、閉経の原因を求める必要はないとする。なぜなら謎はすでに解かれているからで、その答は閉経の生理学的なメカニズムに存在する（と彼らは言う）。女性の卵の数は誕生時に決まっており、その後増えることはない。月経周期が訪れるたびに排卵によって一個以上の卵が失われるほか、さらに多くの卵がたんに死んでいく（これを卵胞閉鎖という）。女性が五十歳になる頃には、もともともっていた卵の大半は使いはたされている。残った卵は半世紀を経て古くなっており、脳下垂体ホルモンへの感受性が低下し、数も減っているので脳下垂体ホルモンの放出をうながすのに充分なエストラジオールを産出できない。

しかし、この反論には致命的な欠陥がある。説明自体は間違いではないが、不完全なのだ。たしかに、卵の枯渇と老化はヒトの閉経の直接の原因である。しかし、なぜ自然淘汰は、四十代で卵が枯渇したり感受性が低下するように女性をプログラムしたのだろう？　女性の卵の数がスタート時点で今の二倍あってはいけない特別な理由などないし、半世紀後も感受性を維持する卵であっていけない理由もない。ゾウやヒゲクジラ、それにおそらくアホウドリの卵は最低六〇年間の生存能力をもつし、カメの卵はもっと長もちする。だからヒトの卵も同じような能力を進化させることができたはずなのだ。

第三の説が不完全である根本的な理由は、直接のメカニズムと究極要因の説明とを取り違えていることだ（直接のメカニズムとはものごとの直前の原因であり、一方、究極的説明とは直接原因へといたる長い原因の連鎖の背後にあるものだ。たとえば、離婚の直接原因は夫が妻の情事を知ったことかもしれないが、究極要因は長期にわたる夫の無関心や、夫婦のもともとの折り合いの悪さなどであって、それが妻を情事へと駆りたてたのかもしれない）。生理学者や分子生物学者はよくこの区別を見落としがちだが、この区別は生物学、歴史学、そして人間行動の研究にとって基本的なものである。生理学や分子生物学は直接のメカニズムを知る以上のことはできない。進化生物学だけが究極要因を解明できるのだ。単純な例をあげると、いわゆるヤドクガエルが毒をもつ直接の理由は、バトラコトキシンと呼ばれる致死的な化学物質を分泌するからである。しかし、似たような働きをもつ毒物はいくらでもあるから、カエルの毒性の分子生物学的なメカニズムはいわば枝葉末節の問題である。一方、これを究極要因で説明するなら、ヤドクガエルの身体は小さく無防備で、毒で守らなければ簡単に捕食者の餌食にされてしまうので毒性物質を進化させたということになる。

本書ですでに何度も述べてきたように、ヒトのセクシュアリティにかかわる大きな謎は、究極要因にかかわる進化論的な問いであり、生理学的な直接のメカニズムを詮索することではない。なるほどわれわれが性を楽しめるのは、女性が排卵を隠し、いつでも性的に受け入れ可能だからだ。しかしなぜヒトの生殖生理にそのような異例の特徴が進化したのだろうか？　なるほど男性はミルクを出す生理的な能力をそなえている。しかしなぜ彼らはその能力を発揮するように進化しなかったのだろうか？　閉経についても同様で、女性の卵が五十歳頃までに枯渇あるいは老化するからというありふれた答で済ませるのは簡単である。難しいのは、そのような一見自滅的な生殖生理が進化した理由をどう理解するかだ。

女性の生殖管の加齢（エイジング、生物学者は老化ともいう）を、他の加齢のプロセスと切り離して考えることには意味がない。目や腎臓、心臓などあらゆる器官や組織も老化する。しかしわれわれの器官の老化に生理学的な必然性があるわけではない。少なくとも、ヒトの老化速度に生物学的必然性があるわけではない。ある種のカメや貝などはわれわれよりもはるかに長いあいだ良好な状態を保つからだ。

加齢を研究する生理学者の多くは、加齢を一括して説明する単一の原因を求めたがる傾向がある。ここ数十年のあいだに提出されて人気を博した仮説では、免疫システムや活性酸素、ホルモン、細胞分裂などが取り上げられてきた。しかし実際は、四十歳を超えればだれもが実感する通り、身体のあちこちはじわじわと衰えるものであり、たんに免疫システムや活性酸素への防御だけの問題ではない。私は世界の六〇億人近い人口の大部分よりもストレスの少ない生活を送り、恵まれた医療を受けてきたが、それでも五十九歳の今日までに我が身にふりかかった、いまわしい老化のプロセスを数えあげることができる。高音が聞き取りにくくなったし、近くに目の焦点が合わなくなった。嗅覚や味覚が鈍くなり、腎臓を一つ失い、歯がすり減り、指の動きが固くなったなどなど。怪我の回復も以前より遅くなっている。ふくらはぎの怪我が再発してランニングをあきらめねばならなかったし、左ひじの回復にも時間がかかり、ようやく治ったと思ったら、今度は指の腱をいためた。他人の経験が参考になるとすれば、この先にはおなじみのぼやきがずらりと並んでいる。心臓病、動脈硬化、膀胱炎、関節炎、前立腺肥大、記憶力の低下、大腸ガン。われわれはそうした衰えをすべてひっくるめて加齢と呼んでいる。

この陰鬱なぼやきの背後にある基本的な理由を理解するには、人間のつくった機械にたとえるとわかりやすい。生物の身体は機械と同じように、時の経過や使用によってゆるやかに劣化し、あるいは急激なダメージを受ける。われわれは意識的に機械を維持・修理するが、われわれの身体の場合は自然淘汰の結果、意識しなくても維持・修理が行なわれるようになっている。

身体や機械を維持する方法には二通りある。一つは急激なダメージを受けた部分を修理することであり、たとえば自動車のタイヤのパンクやへこんだフェンダーをなおし、修理できないほど傷んだブレーキやタイヤならば、それらを交換する。われわれの身体も急激なダメージにたいして似たような修理を行なっている。皮膚の切り傷が治癒することが最もわかりやすい例だが、傷ついたDNAが分子レベルで補修されるなど、われわれの体内でも目に見えない修理プロセスが進行している。使えなくなったタイヤを交換するように、われわれの身体はダメージを受けた器官をある程度再生する能力があり、たとえば新しい腎臓や肝臓や腸の組織をつくりなおすことができる。この再生という能力がずっと高度に発達した動物もたくさんいる。うらやましいことに、ヒトデやカニやナマコやトカゲは、腕や脚、腸やしっぽを再生できるのである！

機械や身体を維持するもう一つの方法は急激なダメージを受けようと受けまいと関係なく、定期的あるいは自動的な交換を行なって、ゆるやかな劣化に対抗するものである。たとえばわれわれは自動車の定期点検で、エンジンオイルや点火プラグやファンベルトやボールベアリングを交換する。同様に、われわれの身体でも絶えず新しい毛髪が生え、数日ごとに小腸の内壁が交換され、数カ月ごとに赤血球が入れ替わり、一生に一度歯が生え替わる。われわれの身体をつくるタンパク質の分子一つ一つについて、目に見えない交換が行なわれている。

車がどれほど長もちするかは、維持にどれほど気を使い、どれほどの金と労力を投入するかに大きく左右される。同様にわれわれの身体も、運動プログラムや医師の診察などの意識的な維持だけでなく、われわれの身体が自動的に行なう無意識の修理や維持に大きく左右される。新しい皮膚や腎臓組織やタンパク質の合成には大量の生合成エネルギーが使われる。種によって自己の維持への投資量は大きく異なり、したがって老化速度も大きく異なる。カメは一世紀以上生きることもあるが、その一方でマウスは、実験室のケージのなかでたっぷりと餌を与えられ、天敵などの危険にさらされることもなく、野生のカメはおろか世界の大多数の人びとよりも高度な医療を受けている場合でさえ、三歳の誕生日がくる前に年老いて死ぬ。ヒトとわれわれに近縁な大型類人猿のあいだにさえ老化速度に違いがある。動物園の檻で暮らし、たっぷりの栄養と獣医師の注意深い世話を受けている類人猿でも六十歳以上まで生きることは（あるとしても）めったにないが、はるかに大きな危険にさらされ、動物園の類人猿ほど恵まれた医療を受けられないアメリカの白人の平均寿命は、現在、男性で七十八歳、女性で八十三歳である。なぜわれわれの身体は類人猿の身体よりも長もちするのだろうか？　なぜカメはマウスよりはるかに老化が遅いのだろうか？

われわれが身体を常に修理し、すべてのパーツを頻繁に取り替えれば、完全に加齢を免れることができ、そして（事故さえなければ）永遠に生きることができる。カニのように新しい手足が生えれば関節炎にならず、定期的に新しい心臓がつくられれば心臓発作の心配はなく、歯が一生に（一回ではなくゾウのように）五回生え替われば、歯のすり減りを最小限に抑えることができる。生物によっては身体のある一部の修理に多大な投資を行なうが、身体の全部分に大きな投資を行なう動物は存在しないし、加齢を完全に免れる動物もいない。

またもや自動車にたとえると、その理由がはっきりする。つまりは修理と維持とにかかる費用の問題である。たいていの人はかぎられた金しかなく、その中で予算をやりくりしなければならない。われわれは経済的に見合うかぎりは車の修理費をだすが、修理代が高くなりすぎると、古い車をお払い箱にして新しい車を買ったほうがいいと考える。われわれの遺伝子も同様に、自分が乗っている古い身体を修理するか、新しい乗り物（すなわち赤ん坊）をつくるかを常に天秤にかけている。車であろうと身体であろうと、修理に使われる資源は、新しい車を買ったり赤ん坊をつくるための資源を食いつぶしていく。マウスのように自己補修を安く済ませる短命の生物は、われわれのように維持費が高くつく長命の生物にくらべ、はるかに短い時間で赤ん坊を大量生産することができる。メスのマウスはわれわれヒトが生殖可能となるはるか以前の二歳で死ぬが、生後数カ月の時点から二カ月に五匹のペースで子供を産む。

つまり、自然淘汰は修理と繁殖の比率を調整し、子孫へ受け渡される遺伝子が最大になるように作用する。修理と繁殖のバランスは種によって異なる。マウスのような種は修理費を惜しんで子供を大量に産み、早死にする。他方、われわれヒトのような種では、修理に大きく投資して一世紀近く生き、その間に（フッター派の女性なら）一ダースの子供を産み、あるいは（血に飢えたる皇帝モーレイなら）一〇〇〇人の赤ん坊をつくる者もいる。ヒトの年間産子数は（皇帝モーレイでさえ）マウスより少ないが、子供をつくれる期間はマウスよりも長い。

修理への生物学的投資量――つまりは最適な環境下での寿命――を決定する進化的に重要な要因は、事故や劣悪な環境による死のリスクであることがわかる。あなたがテヘランのタクシードライバーなら、タクシーのメンテナンスに無駄な金を使わないだろう。テヘランではどんなに慎重なタクシードライバーも数週間に一度はフェンダーをぶつけたりする。そのかわり、あなたは金をとっておいてやがて必要となる新しいタクシーを買う。同様に、事故死のリスクが高い生活様式をとる動物は、たとえ実験室のケージのなかでたっぷりの栄養を与えられて安全に暮らしていても、修理費を惜しんで早く加齢するように進化的にプログラムされている。野生状態のマウスは捕食者の餌食になる危険性が高いので、同じサイズの鳥――野生状態では捕食者から飛んで逃げられる――よりも修理には少なく投資し、より早く加齢するように進化的にプログラムされている。野生状態のカメは甲羅で保護されているので、他の爬虫類よりもゆっくり加齢するようプログラムされているし、ヤマアラシは針で保護されているので、同じサイズの哺乳類よりも加齢が遅い。

この一般原則はわれわれヒトや類人猿にもあてはまる。古代の人びとは地上で暮らし、槍や火で身を守っていたので、捕食されたり木から落ちて死ぬリスクは樹上で暮らす類人猿よりも低かった。その結果としてつくられた進化的プログラムの遺産によって、われわれは同じような安全と健康と豊かさのなかで暮らす動物園の類人猿より数十年も長生きする。われわれは類人猿から分かれて木から下り、槍や石や火で武装するようになった過去七〇〇万年のあいだに、より優れた修理のメカニズムを進化させ、老化を遅らせてきたにちがいない。

同様の推論は、年をとると身体にいっせいに悪いところが出はじめるという、われわれのつらい経験にも関係がある。悲しいかな、この進化的デザインの真実とは費用効率の問題なのである。もしもあなたが身体の一部を大修理し、それが他の部分や期待余命よりも長もちすれば、赤ん坊をつくれたはずの生合成エネルギーを浪費したことになる。最も効率的につくられた身体とは、すべての器官がほぼ同時に使いものにならなくなる身体である。

これと同じ原則は、もちろん人間のつくった機械にもあてはまり、費用効率を追求した自動車工業の天才ヘンリー・フォードの物語はそのことをよくあらわしている。ある日のこと、フォードは数人の従業員を廃車場に派遣し、廃車となったT型フォードの部品の状態を調べさせた。帰ってきた従業員たちはがっかりしたような表情で、ほぼ全部品がだめになっていたと報告した。ただキングピンだけは、ほとんど消耗していなかったという。従業員たちが驚いたことに、フォードは彼の丈夫なキングピンを誇りとするどころか、キングピンは上等すぎるようだから、将来的にはもっと安くつくるべきだと宣言した。フォードの結論は職人気質の誇りを汚すものだが、経済的には理にかなっている。たしかに、自動車本体よりも長もちするキングピンは金の無駄だったのだ。

自然淘汰によって進化してきたわれわれの身体のデザインは、たった一つの例外を除いて、ヘンリー・フォードのキングピンの原則と一致する。ヒトの身体は全身の各部位がほぼ同時におしまいとなる。キングピンの原則は男性の生殖管にもあてはまり、急に活動を停止するわけではなく、個人差はあるが、前立腺肥大や精子数の減少などさまざまな問題が徐々に蓄積していく。キングピンの原則は動物の身体にもあてはまる。野生動物は身体の衰えが深刻になると捕食者に食われたり、事故で死ぬ確率が増えるので、捕らえられた野生動物には老化のしるしはほとんど見られない。しかし動物園や実験室のケージのなかでは、動物もわれわれとまったく同じように全身の老化が徐々に進む。

この悲しい説明は動物のオスの生殖管と同じく、メスにもあてはまる。メスのアカゲザルは三十歳頃になると機能できる卵がなくなり、年老いたウサギの卵は受精しにくくなり、年老いたハムスターやマウス、ウサギでは異常な卵の割合が多くなる。このように、動物のメスの生殖管は全身の縮図であり、個体によってタイミングは違うが、年齢と共に故障する可能性のあるものはすべて故障する。

キングピンの原則のたった一つの例外とは、ヒトの女性の閉経である。すべての女性が平均寿命より数十歳若く、狩猟採集民の女性の平均寿命にも満たない年齢で、ごく短期間のうちに月経を停止するのだ。生理学的にはささいな理由――機能できる卵の枯渇――であり、卵が死んだり感受性が低下する率を少し変えるような突然変異が起こるだけで、閉経は容易に排除できただろう。閉経が生理学的に不可避ではないのは明らかであり、哺乳類一般の観点からすると、進化的にも避けられなかったわけではない。しかし実際には、過去数百万年のある時点で、ヒトの男性ではなく女性は、生殖機能をはやばやと停止させる特別のプログラムを自然淘汰を通じて組みこんだのだ。生殖機能の老化が早まったことは、大きな流れに逆らったという点でも驚くべきものだ。ヒトは他の面では老化を早めるのではなく、遅らせる方向に進化してきたからだ。

ヒトの女性の閉経の進化的な根拠を理論化するには、より少ない赤ん坊を産むという一見逆効果の女性の戦略が、実はより多くの赤ん坊を残す結果になっていることを説明しなければならない。明らかに年老いた女性たちは、新たに子供を産むのではなく、すでにいる子供や未来の孫やその他の親類を親身に世話することによって、自分の遺伝子を担う個体の数を増やしているのだ。

この進化的推理はいくつかの過酷な現実に基づいている。一つは、ヒトの子供が親に依存する期間が他のどんな生物よりも長いことだ。子供のチンパンジーは離乳すると自分で食料をとりはじめる。食物はおもに自分の手で集め、ほとんど道具を使うことはない（草の葉でシロアリを釣り上げたり、石で木の実を割ったりというチンパンジーの道具使用は、科学者にとっては非常に興味ぶかいものだが、チンパンジーの栄養にとってはたいした重要性はない）。また子供のチンパンジーは自分の手を使って食物を割ったりむいたりする。しかし、ヒトの狩猟採集民は食料の大部分を、掘り棒や網、槍、かごなどの道具を使って獲得する。そしてたいていの食物は道具を使って加工（脱穀したり、つき砕いたり、刻んだり）してから火を通す。他の多くの被捕食動物と違い、われわれは捕食者から身を守るために歯や強い筋肉ではなく、やはり道具を使う。そうした比較的単純な道具にしてもそれを使いこなすのは不器用な赤ん坊にはまったく無理だし、道具をつくるのも幼い子供の能力を超えている。道具の使用と製作は模倣だけではなく、言語によっても伝えられるが、子供が言語を習得するには一〇年以上の歳月がかかる。

その結果、たいていの社会においてヒトの子供は、十代から二十代になるまでは経済的に自立できず、大人の経済のなかで働く能力をもてない。それまで子供は両親、とくに母親に依存している。前章までで見た通り、父親よりも母親のほうが子供の世話をする傾向が強いからだ。両親は食物を集めたり道具をつくる方法を教えるだけでなく、部族内での地位と保護を与える点でも重要である。伝統社会においては、父親か母親が早く死ぬと、残った片親が再婚したとしても子供の人生は不利益を被る。おそらく継母や継父の遺伝的利益との衝突が起こるためである。引き取り手のない幼い孤児は生き延びるチャンスさえ小さくなる。

したがって、すでに数人の子供をもっている母親は、末っ子が少なくとも十代になるまで生きていなければ、子供たちへの遺伝的な投資を失う危険性があるわけである。女性の閉経の根底に潜むこのきびしい現実は、もう一つの過酷な現実と照らし合わせると、いっそう深刻なものとなる。すなわち、新たに子供を産むことは、母親が出産で死亡するリスクのため、即、上の子供を危険にさらすことになる。他の多くの動物では出産のリスクはそれほど深刻ではない。たとえば妊娠したアカゲザルのメス四〇一頭の研究によれば、出産で死んだのはたったの一頭だったという。ヒトの場合、伝統社会におけるそのリスクはきわめて高く、母親の年齢と共に増大する。二十世紀の豊かな欧米社会でさえ、四十歳以上の母親が出産で死ぬ確率は二十歳の母親の七倍である。だが、子供を一人産むごとに母親の生命が危険にさらされるのは、出産そのものの直接的リスクのためばかりでなく、授乳や幼い子供の運搬や、増えた口を養うための激しい労働による消耗のためでもある。

さらにもう一つの過酷な現実は、高齢の母親から生まれた子供は生存率が低く、健康に育ちにくいということである。年齢と共に流産、死産、未熟児、遺伝子欠陥などのリスクが増えるからだ。たとえばダウン症として知られる遺伝子欠陥をもつ子供が生まれる確率は母親の年齢と共に上がり、三十歳未満の母親では二〇〇〇人に一人だが、三十五歳から三十九歳の母親では三〇〇人に一人となり、四十三歳の母親では五〇人に一人、母親が四十代後半になると、なんと一〇人に一人という高率となる。

そういうわけで、女性は年をとるにつれて子供の数が増えるし、長いあいだ子供たちの世話を続けて、それまでつぎこんできた大きな投資を妊娠のたびに危険にさらすことになる。一方、彼女が出産中や出産後に死ぬ確率と、彼女の胎児や幼児が死んだり障害をもつ確率も増大する。事実上、年老いた母親は潜在的な利益にたいして非常に大きなリスクを引き受けている。これらの要因がセットになって女性は閉経するほうが有利になり、その結果として逆説的ではあるが、子供を産む数を減らすことが、多くの子供を生き延びさせることにつながったのだ。自然淘汰が男性に閉経をプログラムしなかったことには三つのさらに冷酷な現実がある。すなわち、男性は出産では決して死亡せず、性交の最中に死ぬこともめったになく、母親にくらべて子供の世話で消耗することもずっと少ないのだ。

仮に年をとっても閉経しない女性が出産によって、あるいは赤ん坊を育てる最中に死ねば、それまでに産んだ子供たちへのさらなる投資ができなくなる、というだけでは済まない。なぜなら子供たちはやがて自分の子供を産むが、その孫たちにたいしても彼女は投資することができるからだ。とくに伝統社会では、女性が長生きすることは子供のためばかりでなく、孫にとっても重要である。

閉経後の女性の役割については、第5章で述べた男の役割についての調査を行なった人類学者クリスティン・ホークスが説明している。ホークスと同僚たちがタンザニアの狩猟採集民ハッァのさまざまな年齢の女性たちを調査したところ、食物（とくに根、ハチミツ、果実）採集に従事する時間が最も長いのは閉経後の女性だった。働き者のハッァの祖母は、なんと一日に七時間を採集に費やしており、それにたいして十代の少女や新婚の妻はたった三時間、幼い子供をもつ既婚女性は四時間半だった。予想通り、食物採集の効率（一時間あたりに採集される食物の量）は年齢と経験を積むほど増加するので、成熟した女性は十代の少女よりも高い成果を上げる。しかも興味深いことに、祖母の採集効率は衰えをみせず、女ざかりの女性と同じくらい高いのだ。

食物採集にかける時間が長いうえに採集効率は変わらないので、閉経後の祖母たちが一日にもち帰る食物の量は、どの若い世代よりも多い。彼女たちがもち帰る食物は彼女自身の必要量をはるかに超えているし、もはや食べさせなければならない幼い子がいるわけでもない。

ホークスと同僚は、ハッァの祖母たちが余分な食物を孫や成長した子などの近親者に分配する様子を観察した。食物のカロリーを赤ん坊の体重に変える戦略として、年老いた女性にとっては孫や成長した子にカロリーを渡すほうが、自分自身の赤ん坊（まだ子供を産むことができたとして）に与えるより効率的なのだろう。なぜなら年老いた母親の繁殖能力はどのみち高齢にともなって衰えているし、一方、若い成人となった彼女の子供たちの繁殖能力はピークに達しているからだ。当然のことながら、伝統社会において閉経後の女性が繁殖に寄与する方法は食物の提供だけではない。祖母は孫の世話をし、成人したわが子を助けて彼女自身の遺伝子を担う赤ん坊を、より多く産ませる。さらに、祖母たちは自分の社会的地位を、子にたいしてと同じように孫にも貸し与える。

神かダーウィンになったつもりで、年老いた女性を閉経させるか生殖能力を残すかを決めようとするならば、バランスシートを作成して、一つの欄には閉経の利益、別の欄にはそのコストを書きだして見くらべることになる。閉経のコストとは、閉経によって生まれずに終わった潜在的な子の数である。潜在的利益には、高齢出産や育児による死亡リスクの増大を免れ、孫や年長の子供たちの生存率を上げたことが含まれる。それらの利益の大きさは、多くの細かい条件によって異なる。出産時および出産後の死亡リスクがどれくらいか？　そのリスクは加齢と共にどれくらい増大するか？　閉経同年齢で子がおらず育児の重荷を負わない場合の死亡リスクはどれくらいか？　閉経前の生殖能力はどれくらいの速度で低下するのか？　閉経がない場合、女性の生殖能力はどれくらいの速度で低下しつづけるのか？　こうした条件は社会によって異なるので、推測するのは容易ではない。そのため人類学者たちは、これまでに私が述べた二つの理由――孫に投資し、現存する年長の子へすでに行なった投資を守る――から、さらに多くの子供を産むという選択肢よりも閉経を選んだほうが有利になり、ヒトの女性の閉経の進化が充分に説明できているかどうか、まだ判断を控えている。

しかし、閉経にはさらにもう一つ、これまであまり注意を向けられてこなかった利点がある。それは無文字社会における老人の重要性である。人類誕生から紀元前三三〇〇年頃にメソポタミアで文字が発明されるまで、世界のすべての人間社会は無文字社会だった。人類遺伝学の教科書には、たいてい、老人に加齢効果を引き起こす遺伝子が自然淘汰によって除去されることはありえないと記されている。老人は「繁殖活動を終えた（ポストリプロダクティブ）」人とみなされ、彼らを長生きさせる突然変異にたいしては淘汰は働かないと考えられている。私の考えでは、このような主張は人間を多くの動物から区別する本質的な事実を見過ごしている。人間は隠者でもないかぎり、自分の遺伝子を担う者が生き残り、繁殖できるように助けるという意味での繁殖活動を終えることは決してない。たしかに、野生のオランウータンが長生きして生殖不能となれば、彼らが繁殖活動を終えたとみなされることは認めよう。オランウータンは幼い子供を連れた母親は別として、孤独にすごす傾向があるからだ。また、現代の文字社会では、高齢になればなるほど老人の貢献度が低下することも認めよう——それは最近の現象であり、高齢者本人と社会に突きつけられたおびただしい老人問題の根底にあるものである。今日、われわれ現代人は情報のほとんどを書物やテレビやラジオから入手する。文字が現われる以前の社会において知識と経験の宝庫としての老人がもっていた圧倒的な重要性を、われわれは想像することもできない。

ここで一つ老齢者の役割の例をあげてみよう。私はニューギニアと隣の南西太平洋の島々で鳥類の生態の野外調査を行なっているが、そこの人びとは伝統的に文字をもたず、石器を使い、農業と漁業を狩猟採集で補って暮らしをたてている。私は村人に地元の鳥や動物、植物の現地名を四六時中尋ね、それぞれの種について知っていることを教えてもらっている。ニューギニアや太平洋の島の人びとは生物学の膨大な伝統知識をもっており、一〇〇〇種以上の生物の名前と、それぞれの生息環境、行動、生態、人間にとっての有用性などを知っている。そうした情報にはすべて意味があり、人びとは伝統的に、食料や建築材料、医薬、装飾のすべてを野生の動植物から与えられてきたのである。

私がいろいろな稀少な鳥について繰り返し質問してみると、年長の狩人しか答を知らないことがわかった。そのうち、彼らでさえ答えられない質問が出る。すると狩人たちは言うのだ。「では、あの年寄りに尋ねてみなければ」。彼らは私を一軒の小屋に連れていった。なかには老人が座っているが、その人はたいてい白内障で目が見えず、ほとんど歩けず、歯は抜け、だれかに噛みくだいてもらわなければ食べることもできない。だがその老人こそ部族の図書館なのだ。伝統的に文字をもたない社会なので、その老人は地元の環境についてだれよりもくわしく、遠い昔に起こった出来事について唯一正確な知識をもっているのである。もちろん稀少な鳥の名前とその性質も教えてくれる。

老人の豊富な経験は、部族全体が生き残るためにも重要である。一例をあげると、一九七六年に私は南西太平洋のサイクロンベルトに位置するソロモン諸島のレンネル島を訪れた。私は島の食べる果実や種子について島の資料提供者《インフォーマント》に尋ね、何十種類もの植物のレンネル語名や、その植物の果実を食べる鳥やコウモリのすべての種類、その果実が人間の食用になるかどうかを教えてもらった。食用果実の評価は三段階に分けて行なった。人間が絶対に食べない果実と、日常的に食べる果実、そしてフンギ・ケンギ――はじめなじみのなかったこの言葉はその後何度も聞いた――の後のような飢饉のときにだけ食べる果実である。フンギ・ケンギとは、人びとが憶えているかぎり最大の壊滅的なサイクロンのことだった――それはヨーロッパの植民地支配についての人びとの記憶と照らしあわせて、一九一〇年頃のことらしいと見当がついた。フンギ・ケンギはレンネル島の大半の森をなぎ倒し、畑を壊滅させ、人びとは餓死寸前となった。島の人びとは普段なら食べない野生の果実を食べて生き残ったが、そのためにはどの植物に毒があり、どの植物には毒がなくて、どう調理すれば毒を抜くことができるかという細かい知識が駆使された。

食用果実についての私の質問に答えられなくなると、中年のインフォーマントは私を一軒の小屋に連れていった。目が暗さに慣れてくると、小屋の奥には例によって、介添えなしには歩けないほどよぼよぼの老婆が見えた。彼女はフンギ・ケンギが襲った後、畑からふたたび作物がとれるまで安全で栄養のある植物を実際に探した最後の生き残りだった。老婆はフンギ・ケンギの年にはまだ少女で結婚できるような歳ではなかったと教えてくれた。私がレンネル島を訪れたのは一九七六年であり、サイクロンが襲ったのはその六六年前の一九一〇年頃だから、その女性は八十代のはじめだったのだろう。彼女が一九一〇年のサイクロンを生き延びたのは、フンギ・ケンギの前に襲った巨大サイクロンの生き残りである年寄りの記憶のおかげだった。人びとが次のサイクロンを生き延びられるかどうかは彼女の記憶にかかっているが、幸いにも彼女はとてもくわしく覚えていた。

このような逸話はいくらでも紹介することができる。伝統社会では、一部の成員を脅かす小さなリスクが頻繁に起こるほか、社会の全員の生死を脅かす自然の大災害や部族間の戦争もまれに起こる。しかし小さな部族社会では全員が血縁同士である。したがって、伝統社会において老人が決定的に必要とされるのは彼らの子や孫の生存のためばかりではない。彼らの遺伝子を共有する数百人の人びとを生き残らせるためでもあるのだ。

フンギ・ケンギのような事件を記憶している老人がいる社会は、そのような老人をもたない社会よりも生き残るチャンスが大きい。年老いた男性には出産や授乳や子供の世話などによる消耗のリスクはないので、閉経という防衛策は進化しなかった。しかし、年老いた女性は、閉経しなければ出産のリスクと子の世話という重荷を負いつづけ、遺伝子プールから排除されかねない。フンギ・ケンギのような危機にこのような年寄りの女性がすでに死んでしまっていたならば、彼女が残した親類すべてが遺伝子プールから排除されるかもしれない――せいぜいあと一人か二人の子供を産むためにしては、遺伝的に高すぎる代償である。年老いた女性の記憶が社会にとって重要な価値をもつことは、女性の閉経の進化の背後で大きな推進力となったと私は思うのである。

当然のことながら、遺伝的に近縁な者たちが集団で暮らし、後天的に獲得された知識を個体から個体へと文化的に（すなわち非遺伝的に）受け渡して生存をはかる動物はヒトだけではない。たとえばクジラは知能の高い動物で、複雑な社会関係を結び、ザトウクジラの歌など複雑な文化伝統をもつことがわかりつつある。メスの閉経が報告されている別の哺乳類であるゴンドウクジラは、その格好の例である。伝統的な狩猟採集社会と同じく、ゴンドウクジラは五〇～一五〇頭の「一族」（ポッドという）をつくって生活する。遺伝学研究から、ゴンドウクジラのポッドは実は大家族であり、そのなかの個体はすべて互いに血縁関係にあることが明らかになってきた。オスもメスも別のポッドに移るということがないためである。ゴンドウクジラのポッドのメスの成体中には、閉経後の個体がかなりの割合を占めている。ゴンドウクジラの出産はヒトの出産ほど危険ではないようだが、年老いたメスが閉経しなければ授乳や育児の重荷で倒れる危険性があるので、ゴンドウクジラは閉経を進化させてきたと思われる。

自然状態でメスの何割が閉経するのか、より正確な研究が待たれる社会性動物は他にも存在する。チンパンジー、ボノボ、アフリカゾウ、アジアゾウ、シャチなどがその候補である。それらの種のほとんどは乱獲によって数が激減したので、野生状態で生物学的に意味のある閉経が存在するかを知る機会は、もはや失われてしまったかもしれない。しかし、研究者はすでにシャチの関連データを集めはじめている。われわれがシャチなどの大型の社会性哺乳類に魅せられる理由の一つは、彼らと彼らの社会関係にわれわれ自身と同じものを見出すことができるからだ。だから、そうした種のなかにやはり、少なく産んでたくさん育てるものがあったとしても私は驚きはしないだろう。

7　セックスアピールの真実

友人の夫婦の話なのだが、ここでは仮にアートとジュディーのスミス夫妻と呼ぶことにする。二人は、結婚生活における苦しい時期を通り抜けたところだった。それぞれが浮気をして一度は別居に踏み切った。しかし、最近になりふたたび一緒に暮らしはじめたのは、別居によって子供たちにつらい思いをさせてしまったことが理由の一部だった。現在アートとジュディーは、壊れてしまった関係の修復につとめているところで、互いに二度と相手を裏切るようなことはしないと約束しあったが、疑いと痛みの記憶はまだ消えていなかった。

そのようにまだ気持ちの整理がつかないでいたある朝のこと、アートが数日仕事で出かけた出張先の町から自宅に電話を入れた。電話に出たのは低い男の声だった。瞬時にアートの喉は詰まり、すじのとおった説明を探して頭が混乱した。《間違ってダイアルしてしまったのか？　この男はそこでなにをしているんだ？》。なんと言うべきかわからないまま、思わず、

「スミス夫人はいますか？」と口に出してしまった。相手は事務的な口調でこう答え

た。

「二階の寝室で着替えをしているよ」

たちまちアートの全身は怒りで熱くなり、心のなかで叫んだ。《あいつはまた浮気をはじめたんだ！　俺のベッドにどこかのろくでなしを連れこんで泊めている！　図々しくも電話口にまで出るなんて！》。アートの目には、自分が家に駆けこんでいって、妻の愛人を殺し、ジュディーの頭を壁に強く打ちつけている姿が浮かんでいた。まだ自分の耳が信じられないまま、口ごもりながら聞いた。「き、きさまは……だれだ？」

向こう側の声の調子が突然変わって、バリトンからソプラノぐらいまで上がり、「父さん、ぼくのことがわからないの？」との答。それはアートとジュディーの十四歳になる息子で、彼はちょうど声変わりの時期だったのだ。アートはふたたび息をのんだが、今回は安堵の気持ちとヒステリックな笑いとすすり泣きが混ざりあって一気にこみ上げてきたためだった。

アートの電話でのやりとりの話を聞いて、動物のなかで唯一理性的であるはずの人間が、動物と同様な行動プログラムにいまだにどれだけあっけなく牛耳られ、不合理な反応をしてしまうのかということを痛感した。変哲もない一〇シラブルほどの発話のたった一オクターブかそこらの声の高さの変化によって、相手のイメージが脅威のライバルから無垢な子供に一変し、アートの感情は殺したいほどの激怒から親としての愛情に一転してしまう。同じようにちょっとした手がかりの違いで、人は若者にも年寄りにも見えるし、醜悪にも魅力的にもなるし、恐ろしげにも弱々しくも思えたりする。アートの話は、動物学者が「シグナル」と呼ぶものの威力をはっきりと示している。シグナルとは、すぐに識別可能な手がかりであり、それ自体には重要な意味はないかもしれないが、性別、年齢、攻撃性、相互関係など、複雑で重要な生物学的属性のセットを指し示すものである。シグナルは、動物のコミュニケーションには不可欠である。行動学で言うコミュニケーションとは、他個体の行動の確率を変化させて自分自身または自分と相手にとって適応的な状況をもたらすプロセスのことである。たとえそれがほとんどエネルギーを使わなくても発信できるほんの小さなシグナル（たとえば、低い声で短い言葉をつぶやくこと）であったとしても、多大なるエネルギーを要する行動（たとえば、他人を殺そうとして自分の人生をだいなしにしてしまうこと）を引き起こすかもしれない。

ヒトやその他の動物のシグナルは、自然淘汰をうけて進化してきた。たとえば、身体の大きさと力の強さが少しだけ違う同じ種類の二匹の動物がいて、どちらにとっても有益な獲物を争っているという情景を思い浮かべていただきたい。こうしたときに、相対的な力関係を正確に示すシグナルを交換できて、争ったときの結果が予測できれば、どちらにとっても都合がいいはずだ。戦いを避けることで、弱者は負傷したり死んだりするおそれがなくなるし、強者のほうは無駄なエネルギーを使って危険を冒すこともない。

動物のシグナルはどのように進化しているのだろうか？　実際に伝達されるものはなにか？　動物のシグナルは完全に任意なのか、それともなんらかの深い意味をもっているのだろうか？　信頼性を保証し、ごまかしを最小限にするために使われる手段とは？　本章では、ヒトの身体的シグナルについてのこうした疑問を検討していくが、とくに性的なシグナルのことをくわしく論じていく。しかし、まずはヒト以外の動物のシグナルを大まかに見てみることからはじめるのがよいだろう。というのも動物のシグナルについては、ヒトにたいしては行なえない統制実験ができるので、より明確な洞察が得られるからだ。これから紹介するように、動物学者は動物の身体に整形を加えるという方法によって動物のシグナルを研究してきた。人間のなかには整形手術で体形や顔を変えたがる人もいるが、その結果を充分に統制された実験として扱うことはできない。

動物は、多種多様なコミュニケーションのチャンネルを介して互いにシグナルを交換する。われわれに最もなじみのあるシグナルは、聴覚系のものである。たとえば、鳥類は、縄張りのさえずりによって異性を引きつけたりライバルに所有権を知らせるし、あるいは警告声によって、近くに危険な敵が迫っていることを知らせる。同様にわれわれになじみ深いシグナルは行動によるものだ。イヌの愛好者なら知っているように、耳や尻尾を立て、首の毛が逆立っているイヌは攻撃的で、逆に耳や首の毛を寝かせ尻尾を下げているイヌは従順でおとなしい。哺乳動物の多くは、嗅覚系のシグナルを使って縄張りに印をつけるし（イヌが尿をかけて消火栓に自分の匂いをつけるように）、アリは食べ物までの道すじに匂いをつける。その他の感覚系としては、電気魚が電気シグナルを交換するといったわれわれには感知できない珍しいケースもある。

ここまでに例をあげたシグナルはすぐに入れたり切ったりできるものだが、なかには動物の身体に永久的に、あるいは長期にわたって組みこまれ、さまざまなメッセージを伝達するものもある。動物の性別は、多くの鳥類ではオスとメスの羽毛の違いで見分けられるし、ゴリラやオランウータンの場合はオスとメスで頭部のかたちが異なる。第4章で解説したとおり、多くの霊長類のメスはふくれて赤味をおびた尻や膣の周囲で排卵の時期を宣伝する。多くの鳥類では、性的に未熟な幼鳥と成鳥とは羽毛が異なるし、性的に成熟したオスのゴリラの背中には鞍形に銀毛が生える。年齢のシグナルが最もはっきりと現われるのはセグロカモメで、一年目、二年目、三年目、四年目以後で特有の羽が生え変わっていくので、幼鳥の年齢が羽毛で見分けられる。

動物のシグナルは、動物の外見を人工的に修正したり、シグナルを変えたダミーをつくったりして実験的に調査ができる。たとえば、ヒトの場合でもよく知られるように、同性の個体同士を比べると、身体のある特定の部分の違いによって異性に対する魅力度が異なることがある。この点をはっきりと示すある実験では、コクホウジャクの尾羽が使われた。アフリカ産の鳥であるコクホウジャクは、オスの四〇センチの長い尾羽がメスをひきつける役割をもっているのではないかと推測されており、オスの尾羽の長さを変える実験で比較された。実験の結果、尾羽を一五センチの長さに切り取られたオスはほとんどメスを引きつけず、逆に尾羽をのりで貼り足し、長さを六六センチにしたオスは通常より多くのメスを引きつけることがわかった。

孵化したばかりのセグロカモメの幼鳥は親鳥の下くちばしにある赤い斑点をつついて、半分消化した餌を親が吐きもどすようにしむける。親鳥はくちばしをつつかれることが刺激になって餌を吐くわけだが、雛は細長い物体で白地に赤い斑点があるものを見るとそれが刺激となってつつきたくなるのだ。赤い斑点をつけた人工的なくちばしで実験すると、雛は斑点がついていないものよりも四倍も多くつつき、赤以外の斑点がついたものは赤い斑点の場合の半分しかつつかれなかった。

最後の例は、ヨーロッパに生息するシジュウカラで、胸部の黒い縞模様が社会的地位のシグナルの役割をはたしている。モーターで動く無線制御のシジュウカラの模型を鳥の餌箱のところに置く実験では、その餌箱のところにきた本物の鳥は模型の胸の縞が自分よりも幅広いときにかぎって退却するという結果が得られた。

動物は、尾羽の長さとかくちばしの斑点の色、あるいは黒い縞の太さといった一見任意にみえるものに、いったいなぜそれほど大きな行動的反応を引き起こすように進化したのだろうか。なんの欠陥もないシジュウカラが、どうして相手の胸にある黒縞が少しばかり太いからと言って餌をあきらめて逃げださなくてはならないのだろうか？太い縞が相手を威嚇するような強さを意味するとすれば、それはなぜなのか？　太い縞の遺伝子をもつこと以外では他の鳥より劣っているシジュウカラが、不相応な社会的地位を得る可能性があるかもしれない。そのような欺きが広がってシグナルの意味をなくしてしまわないのはなぜだろう？

こうした疑問にはいまだに答が出ていないし、動物学者は議論をつづけている。その理由の一つは、個々のシグナルや個々の動物によってその答が変わってくるからである。ここでは、身体的な性的シグナルに関してこれらの疑問を考察してみよう。性的シグナルとは、同じ種の一方の性の身体にのみ現われる形質で、配偶する可能性のある異性を引きつけたり、同性のライバルに見せつけるシグナルとして用いられるものである。こうした性的シグナルを説明しようとして、三種類の相反する理論が発表されている。

最初の理論は、イギリスの遺伝学者ロナルド・フィッシャー卿によって提唱されたフィッシャーのランナウェイ淘汰モデルと呼ばれるものである。ヒトの女性、それに他のあらゆる動物のメスは、どの男性またはオスを選んで配偶すべきかという問題に直面するが、その際に、自分の子孫に受け継がれていく優れた遺伝子をもった相手を選ぼうとするだろう。しかし、女性であればどなたでもよくご存じのように、男性（オス）の遺伝子の質を直接評価する方法がないため、この選択はかなりやっかいである。仮にメスには遺伝的プログラムがあらかじめ組み込まれており、他のオスと比べて生存上少しだけ有利になるある特別な形質を有するオスに性的に魅了されるようになっている状況を想像していただきたい。この場合、その形質をもつオスは、ますます有利な条件をそなえるようになる。すなわち、より多くのメスを引きつけ、結果としてより多くの子に遺伝子を伝えることができる。その形質をもったオスを選り好みするメスもまた遺伝的に有利になる。その形質を含む遺伝子を自分の息子たちに伝えれば、こんどは息子たちが多くのメスたちに好まれるようになるからだ。

この結果として、淘汰が加速（ランナウェイ）するプロセスが生じる。つまり、その形質を誇張する遺伝子をもつオスと、誇張された形質にいっそう強く引きつけられるメスがともに有利になる。そして世代を経るたびに、その形質がどんどん大きくなったり目立つようになっていき、生存上多少なりとも有益であった本来の意味を失う。たとえば、少しだけ尾羽が長ければ飛ぶのに有益だったかもしれないが、クジャクの巨大な尾羽はもはや飛ぶときにはまるで役に立たない。進化におけるランナウェイプロセスは、その特質が過度に誇張され生存のために有害になったときにはじめて止まる。

二番目の理論は、イスラエルの生物学者アモッ・ザハヴィが唱えたハンディキャップ説で、彼は、性的シグナルとして機能する多くの形質は大きすぎたり目立ちすぎたりするため、現実にそれを有する者の生存にとって有害になるにちがいないと論じている。たとえば、クジャクやコクホウジャクの尾羽は生存の役に立たないばかりか、生活の足を引っぱっている。重くて長くて大きな尾羽は密集した木々の間を移動したり飛ぶときの邪魔になり、そのために外敵から逃げるのが難しくなる。性的なシグナルは捕食者の注意を引きつけることが多く、たとえばニワシドリの金色の冠毛などは大きくて派手で目立つので敵から見つけられやすい。加えて、長い尾羽や大きな冠毛は、動物の生合成エネルギーを大量に使う。ザハヴィの主張では、こうした不利な条件にもかかわらずなんとか生き残っているオスは、結果的に他の面ですばらしい遺伝子をもっているはずだということをメスに示しているのだという。メスがハンディキャップをもつオスを見たときに確実にわかることは、そのオスは大きな尾羽の遺伝子を有していることによってそれ以外の点で劣っていることをごまかしているのではないということだ。もしそのオスが本当に優れているのでなければ、その形質をつくるだけのエネルギーの余裕がないだろうし、しかも生き残っていられるはずはないだろう。

人間行動のなかでもザハヴィのシグナルの正直さに関するハンディキャップ理論に当てはまるものがすぐに多数考えられる。どんな男性でも、女性に向かって自分は金持ちだと自慢して、自分とセックスすれば結婚したってよいと誘うことはできるだろうが、それはうそかもしれない。女性は、その男が高価なだけで役に立たない宝石やスポーツカーに金を注ぐのをみたときにはじめて彼が金持ちだと信じることができる。

あるいは、大きな試験の前日にわざとパーティーを開いて見せびらかす大学生がいる。彼らが言いたいのは、こういうことだ。「どんなマヌケでも勉強さえすればAをとれるけれど、俺は頭がいいから試験勉強などしないハンディを負ってもAがとれるのさ」

性的シグナルに関する最後の理論は、アメリカ人の動物学者アストリッド・コドリック＝ブラウンとジェームズ・ブラウンによるもので、「正直さの宣伝」と呼ばれる。ザハヴィと同じく、そしてフィッシャーとは異なり、ブラウン夫妻は、コストがかかる身体形質は品質の正直さを示すものだと強調し、その理由として、劣った動物にはそれをする余裕がないからだと指摘している。また、コストがかかる形質を生存上のハンディキャップと評価するザハヴィとは対照的に、ブラウン夫妻は、その形質は生存上有利であるか、あるいは生存に有利な特性と深く結びついているものだと考える。まず優秀な動物だからこそそのためにコストのかかる形質は二重に正直な宣伝であるという。まず優秀な動物だけがそのコストを払う余裕があり、しかも形質によってその動物はさらに優れた存在になる。

たとえば、オスジカの枝角は、カルシウム、リン、カロリーの大量なる投資を表わしており、しかもそれは毎年落ちては生え変わる。最高の栄養状態にあるオスジカ――成熟し、社会的順位が高く、寄生虫をもたないもの――だけが、投資するだけの余力がある。メスジカは立派な枝角をオスの資質の正直な表われとみなすことができる。ちょうど人間の女性が、ポルシェを毎年買い換えるボーイフレンドは彼の言葉どおりの金持ちだと信じることができるのと同じだ。しかし、シカの枝角にはポルシェとは異なる別のメッセージが含まれている。ポルシェはより大きな富を生みださないが、大きな枝角のおかげでオスジカはライバルを打ち負かし捕食者を追い払うことができるので、大きな枝角をもっているシカには最高の餌場が確保されるのである。

さて、ここで動物のシグナルの進化を説明するために提案された三つの理論を吟味して、これらの説がヒトの身体的特徴をも説明できるかどうかを検証してみよう。しかし、まず確認しなくてはならないのは、われわれの身体には説明を要するような特徴があるかどうかである。すぐに思いつきそうなのは遺伝的にコードされたバッジが必要なのは愚かな動物だけだという説で、彼らは愚かだからこそ、赤い斑点とか黒い縞模様とかによって、互いの年齢、地位、性別、遺伝的な質、配偶候補者としての価値などを判断しなくてはならないという仮定だ。一方、われわれヒトは他のどんな動物よりもずっと大きな脳をもち、推論能力にも優れている。さらに、ヒトには話すというユニークな能力があるので、他の動物よりも格段に詳細な情報を伝達し記憶できる。話をするだけで他人の年齢や地位をいつでも正確に知ることができるのに、なぜ赤い斑点や黒い縞が必要だろう？　自分は二十七歳で年収は一二万五〇〇〇ドル、国内三番手の銀行で第二副社長補佐を務めていると伝達できる動物がヒト以外にいるだろうか？　結婚相手やセックスのパートナーを選ぶときには、まずデート期間中に一連のテストをして、親としての技量や対人関係能力、遺伝的資質などを正確に把握しようとするのではないだろうか？

答は一言、ナンセンス！　である。われわれもまたコクホウジャクの長い尾羽やニワシドリの冠毛といった任意なシグナルに頼っているのである。人間のシグナルには、顔、におい、髪の色、男性のあごひげ、女性の胸などが含まれる。配偶者選択の根拠として、トリの尾羽の長さよりこうした特質の方がこっけいでないとどうして言えよう？　配偶者といえば、成人の人生において最も大切な人、経済的および社会的なパートナー、自分の子供の親となる相手である。われわれが欺きにたいして免疫性のあるシグナルシステムを本当にもっているならば、多くの人びとはなぜ化粧にたよったり、髪を染めたり、豊胸手術に走ったりするのだろう？　仮定の上では、われわれの配偶者選択のプロセスは賢明で慎重なはずだが、まったく知らない人びとばかりの部屋に足を踏み入れたときに、外見的に魅力的な異性とそうでない異性とを反射的に見分けてしまうという事実はだれも否定しないだろう。この瞬間的な感覚は「セックスアピール」に基づき、たいていの場合無意識のうちに反応する身体シグナルを総合しているだけなのだ。アメリカの離婚率は、現在五〇パーセントほどであり、この数字は配偶者を選択するわれわれの努力の半分が失敗に終わっていることを示している。アホウドリやその他の多くのペア結合する動物の「離婚」率はずっと低いというのに、人間に英知があり動物が愚劣だなんていったところでそんな程度の話だ！

事実、他の動物と同様、われわれヒトは年齢や性別、繁殖力、個々人の質などのシグナルとなる多くの身体特徴と、身体およびその他の特徴にたいするプログラムされた反応を進化させてきた。男性でも女性でも性成熟に達したことは、恥毛と腋毛の成長がシグナルとなる。さらにヒトの男性では、ひげや体毛が生え、声の調子が低くなることが性成熟のシグナルになる。この章の冒頭で紹介したエピソードが示しているとおり、こうしたシグナルにたいするわれわれの反応は、セグロカモメの幼鳥が親のくちばしにある赤い斑点に反応するのと同じく、特異的かつ劇的である。女性は、胸が大きくなることが性成熟のシグナルとなる。年をとってくると、生殖能力の衰えと（伝統社会においては）思慮分別のある年長者の地位に達したことのシグナルは、髪が白くなることで示される。身体の筋肉（適切な場所に適量ついたもの）は男性の身体コンディションのシグナルとして、また、身体の脂肪（同じく適切な場所に適度についたもの）は女性の身体コンディションのシグナルとして反応を引き起こす傾向がある。配偶者やセックスパートナーを選ぶ基準となる身体的なシグナルは、これらの性的な成熟度と身体コンディションのすべてのシグナルを含んでいる。ただし、一方の性だけがもっているシグナルや他方の性が好むシグナルについては集団によって変異がある。たとえば、世界を見まわすと男性のひげや体毛の濃さには地域差があるし、女性の胸や乳首の大きさと形、それに乳首の色にも地理的な変異がある。こうした特徴のすべてが、鳥類にとっての赤い斑点や黒い縞模様と類似の機能をもつシグナルとしてヒトに作用している。さらに、女性の胸が生理学的機能をはたすのと同時にシグナルとしても役割をはたすように、男性のペニスについても同じことが言えるのかどうかをこの章の後半で論じるつもりだ。

動物のシグナルは、コクホウジャクの尾羽を短くしたりセグロカモメの赤い斑点を塗りつぶすなど、動物の身体を人為的に改造することで実験ができるが、同様のシグナルを人間についても研究できないかと科学者は模索してきた。しかし、法的な制限や、道徳的な呵責および倫理的な配慮のために、このような統制実験を人間に実行することはできない。また、シグナルに関する客観性を曇らせる強い感情作用があることや、性的な好みと身体整形の両面に著しい文化差と学習された個人差がみられることも、人間のシグナルを理解しようとするうえで障害になっている。しかし、統制された実験は無理だとしても、こうした差異や自己整形を、自然の実験として利用することによって、シグナルの理解に役立たせることができる。少なくとも、次の三種類のヒトのシグナルは、ブラウン夫妻の「正直さの宣伝」モデルに従っているように思われる。すなわち、男性の筋肉、男性と女性の顔の「美しさ」、および女性の脂肪の三種類である。

男性の筋肉は、同性にも異性にも印象づける傾向がある。専門のボディビルダーの極端に発達した筋肉は、多くの人の目にはグロテスクに映るが、多くの（ほとんどの？）女性には、やせっぽちの男性よりも均整の取れた筋肉を備えた男性の方が魅力的に見える。男性も他の男性の筋肉をシグナルとして受け取り、たとえば、この相手と戦うべきか引き下がるべきかという判断材料に利用する。この典型的な例として、私と妻がエクササイズに通うジムのアンディという名の筋骨たくましいインストラクターの話を紹介しよう。アンディがウエイトをもち上げるたびに、ジムにいるすべての女性と男性の目が彼に注がれる。顧客にジムのエクササイズマシンの使い方を説明するときには、アンディはマシンの操作を自分自身でデモンストレーションしてみせる。そして、顧客にどの筋が使われているのか彼の筋肉をさわってたしかめるように言って、相手が正しい運動を理解できるようにするのだ。もちろん、これは説明の方法として教育的に有効であるが、アンディは自分の身体が与える圧倒的な印象も楽しんでいるに違いない。

少なくとも伝統社会では、機械の動力（馬力）よりも人の筋力（人力）を基準にし、シカの枝角と同様に筋力は男性の質を表わすいつわりのないシグナルである。一方では、筋力のある男性は、食料などの資源を獲得し、家のような財産をつくり、ライバルの男性を打ち負かすことができる。事実、筋肉は伝統社会では、戦いでしか使わないシカ社会における枝角以上に大きな役割をはたしている。他方では、他の優れた特質をもつ男性は、強い筋肉をつくりそれを保持するために必要なタンパク質を手に入れるのがうまいということだ。髪の色なら染めてごまかしてみせることもできるが、筋肉の発達はごまかしがきかない。本来、男性は他の男性や女性に印象づけるためだけに筋肉を進化させたわけではなく、オスのニワシドリが他のニワシドリに見せつけるシグナルとしてだけ黄金の冠毛を進化させたのとは異なるのだ。そうではなくて、ヒトの筋肉は機能をはたすように進化し、男性と女性が正直なシグナルとして筋肉に反応することを進化させ学習したのは後になってからなのだ。

顔の美しさはもう一つの正直なシグナルであろうが、その根底にある理由は筋肉の場合ほどはっきりしたものではない。そのことをちょっと考えてみると、性的、社会的な魅力がこれほど強く顔の美しさに依存しているというのもおかしな話に思えてくる。美しさが優れた遺伝子や、親としての資質や、食料を集める技能となにか関係があるとはとても思えないという方もいるだろう。しかし、顔は年齢による衰え、病気、怪我にたいして最も敏感な身体の一部である。それゆえ、とくに伝統社会においては、傷があったり変形していたりする顔をもつ人間は、顔をくずれさせる感染症をもっているとか、自分の面倒も見られないのだとか、寄生虫に侵されているのだといったことを公に示しているようなものだったろう。したがって、美しい顔をしているということは、健康に優れているという正直なシグナルであったし、二十世紀になって手術で完璧な美容整形が可能になるまではごまかせない資質だった。

さて、正直なシグナルの候補として残っているのは女性の脂肪だ。授乳と子供の世話は母親にとって大いに体力を消耗する仕事であり、栄養不良の母親は授乳できない傾向が強い。幼児用の調合乳が登場する以前、さらに乳をつくりだす有蹄動物を家畜化する以前の伝統社会では、母親が授乳できないということは赤ん坊にとって致命的なことになりかねなかった。そこで女性の身体についた脂肪は、男性からすれば自分の子供を育てる能力があることの正直なシグナルにみえたことだろう、おのずと、男性は適正な量の脂肪を好むことになったに違いない。脂肪が少なすぎるということは授乳ができない前兆であり、逆に脂肪がつきすぎていれば歩行に困難をきたしたり、食料を集める能力が低かったり、あるいは糖尿病で早死にする可能性があるとみなされたことだろう。

おそらくは、脂肪が身体の全体に均等に広がっていると量の識別が困難なので、見ただけで評価できるように女性の身体のある特定の部分に脂肪が集中するように進化してきたのだろう。ただし、これらの身体の脂肪分布には地域集団ごとにいくぶん変異がある。どこの女性でも、胸部と臀部に脂肪が蓄積される傾向があるが、その程度には地域差がある。南アフリカの原住民サン（いわゆるブッシュマンやホッテントットッ）の女性と、ベンガル湾のアンダマン島の女性は尻に脂肪が多く、ステアトピジア（脂臀）として知られる特徴がある。世界のどこの男性も女性の胸と腰、尻に興味をもつ傾向は同じで、現代社会では豊胸手術という新たな偽のシグナルを生みだしている。もちろん、こうした女性の栄養状態のサインに他の男性ほどは興味を示さない人もおり、時代によって流行も気まぐれに変わり、ほっそりしたファッションモデルがもてはやされたり、ぽっちゃりしたモデルに人気が集まったりする。とはいえ、全体的な傾向として、男性が女性の胸や尻に興味を示すことははっきりしている。

ふたたび、神かダーウィンになったつもりで、女性の身体のどこに視覚的なシグナルとしての脂肪を集めるべきかを考えてみよう。歩行したり腕を使うときに邪魔になるので、腕や足は除外される。しかし、トルソ〔胴部。原義は頭部や四肢を欠く胴体のみの彫像〕には脂肪があっても動きを妨げることがない場所がまだ残されており、事実先ほど述べたようにさまざまな地域集団の女性がこのトルソのなかで三つの部位を進化させてきた。しかし、それでは、シグナルのための領域として進化的に選ばれた場所に必然性があったのかということを考えなくてはならない。なぜ、腹部や背中の真ん中といった部位をシグナルにする集団がないのだろう？　腹部に一対の脂肪のかたまりがついたとしても、胸部や臀部に一対の脂肪塊がついたとき以上に動きが難しくなるとは思えない。しかし、奇妙なことに、どんな部族の女性も例外なく胸部の脂肪を進化させてきた。男性は胸の余剰な脂肪をシグナルとして授乳能力を推定しようとしているのかもしれない。科学者のなかには、大きな脂肪の胸は全身の栄養状態が良いことの正直なシグナルであるだけでなく、母乳の生産量の高さを示す欺きのシグナルではないかと論じる人もいる〔欺きというわけは、母乳は胸の脂肪ではなく実際には乳腺組織で分泌されるからである〕。同様に、地域を問わずにみられる女性の臀部の脂肪蓄積は良好な健康状態の正直なシグナルであると同時に、産道が広いことを意味する欺きのシグナルだろうとも言われている（産道が本当に広ければ出産時の障害が少ないが、たんに豊かな尻をしているというだけでは危険は減らない）。

この時点で、女性の身体の性的な装飾には、なんらかの進化的意義があるという前提に反論の余地がないかどうかを考えなおしておかねばならない。その解釈がどうであれ、女性の身体は性的シグナルとして機能する構造をたしかにそなえていて、男性は女性の身体の特定の部位にとくに興味をもつ傾向があるのは事実である。こうした点から、ヒトの女性は、成熟したオスとメスを多数含む群れで生活する他の霊長類のメスに似ている。ヒトと同じように、チンパンジーやヒヒやマカクザルは群れで暮らし、そこには性的な装飾をもつメスがいる（オスも同様）。対照的に、テナガザルのメスやその他の霊長類のメスは雄雌ペアで単独に生活し、性的な装飾はほとんど、あるいはまったくそなえていない。この相関関係から示唆されることは、メスがオスの関心を得るために他のメスと激しく競争する場合にかぎって――たとえば、同じ群れのなかで複数のオスとメスが互いに出会う状況で――、メスはより魅力的にみせようと、性的な装飾を進化させる傾向があるということだ。日常的に競争する必要がないメスには、高価な身体的装飾の必要性が低い。

ほとんどの動物の種（ヒトも含む）において、オスの性的装飾が進化上重要であることは明白である。なぜならオスは確実にメスを求めて争う。しかし、科学者は女性が男性を賭けて競争しその目的のために身体的装飾を発展させたとする解釈に三つの異論を唱えている。第一に、伝統社会では少なくとも九五パーセントの女性が結婚する。この統計からは、実質的にどんな女性でも夫をもてることが読みとれ、女性は競争の必要がないことを示している。ある女性生物学者が私にこう言った。「破《わ》れ鍋に綴《と》じ蓋で、器量の悪い女性には、たいてい、それにふさわしい器量の悪い男性がいるということよ」

しかし、この解釈では、女性たちが魅力的になろうとしてわざわざ整形手術をしたり装飾品を身につけるなどのあらゆる努力を説明できない。事実、男性には大きな個人差があり、遺伝子、管理できる資源、子育ての資質、妻への献身度などが人によって違っている。実質的にすべての女性が結婚相手の男性をなんとか手に入れられるとはいえ、数少ない高い資質をもった男性をうまく手に入れられる女性はほんのひと握りであり、その数少ない男性をめぐって女性たちは激しく競争しなくてはならないのだ。すべての女性がそのことを知っているのに、一部の男性科学者は明らかにそれを理解していない。

第二の反論での主張は、伝統社会の男性は配偶者を選択する機会が与えられていなかったので、性的な装飾もその他のどんな特質も判断基準にしなかったということだ。そのかわりに、結婚は氏族の親戚によって決められ、政治的な同盟関係を固めることを目的に相手が選ばれることが多かった。しかし、現実に、私が調査をしているニューギニア社会のような伝統社会においては、花嫁の価値は女性の望ましさによって異なり、その女性の健康状態や母親としての資質が重要視されている。すなわち、花婿が彼の花嫁にどんなセックスアピールを感じたとしてもそれは無視されるが、実際に相手を選択する花婿の親族は彼ら自身の意向を無視しないということだ。加えて、たしかに男性は配偶者以外とセックスする場合には女性のセックスアピールを考慮して相手を選び、そのために伝統社会（そこでは妻を選択するときに夫は性的な好みに従っていない）では現代社会よりも婚外に生まれる子供の率が高い傾向がある。さらに、伝統社会では離婚や配偶者の死亡にともなう再婚の機会が多いが、男性が二番目の妻を選択するときには初婚のときよりも自由度が大きい。

最後の三番目の反論は、美しさの基準は文化的な影響により時代ごとに変わるし、ある同じ社会のなかでも個々の男性によって好みには違いがあるというものである。ある年はほっそりした女性がそっぽを向かれても、翌年はそうでなかったりするし、その一方で、人によってはいつでも変わらずほっそりした女性を好むかもしれない。しかし、そうしたことは多少の説明を要するものの瑣末《さまつ》なことにすぎず、以下の主要な結論をくつがえすほどのものではない。どの地域でもどの時代でも、男性はおしなべて美しい顔をした栄養状態のよい女性を好むのである。

ここまでヒトの性的シグナルについて何種類かを見てきた。男性の筋肉、顔の美しさ、女性の身体の特定の部分についた脂肪などの例は、正直さの宣伝モデルにうまくあてはまりそうだ。しかし、動物のシグナルを解説したときに述べたとおり、それぞれのシグナルが異なるモデルに適合するのかもしれない。これはヒトについても当てはまる。たとえば、思春期の男性と女性にはえてくるように進化した恥毛と腋毛は、性成熟に達していることを示すシグナルとして信頼できるものだが、いまのかたちである必然性はない。これらの場所の体毛は、もっと深遠なメッセージを伝える筋肉や、美しい顔、身体の脂肪とは異なる。体毛をはやすのにはほとんどコストがかからず、体毛は生存にも子の養育にも直接寄与しない。栄養が乏しいと骨ばった身体とげっそりした顔になるが、そのせいで恥毛が抜け落ちるということはまずない。弱くて醜い男性とやせ細って醜い女性ですら、腋毛は自慢気にはえている。思春期のシグナルである男性のひげと体毛、低い声、そして老齢のシグナルである男性と女性の白髪には、同じく深い意味がまったくないようだ。セグロカモメのくちばしの赤い斑点や他の多くの動物のシグナルのように、ヒトのこうしたシグナルは安上がりでとりかえ可能であり、それ以外のシグナルであっても同じように作用するだろうと考えられる。

フィッシャーのランナウェイ淘汰モデルやザハヴィのハンディキャップ説が働いていることを例証するヒトのシグナルはなにかあるだろうか？　一見すると、われわれは、コクホウジャクの四〇センチの尾羽と比較できるほど誇張されたシグナル形質をそなえていないようだ。しかし、よく考えてみると、われわれヒトの男性は、実際、なぜあんな形質、つまりあのようなペニスをはやしているのだろう。人によってはそれはシグナル機能をもたないと異議を唱え、それはうまくデザインされた生殖機構に過ぎないと言うだろう。しかし、それは私の推論にたいしては重大な反論とはいえない。女性の胸にはシグナルと生殖機構の両方の性質があることはすでに見てきた。われわれの近縁種である類人猿と比較すると、ヒトのペニスのサイズはたんに機能的な必要性を超えており、その余分なサイズはシグナルとしての役割をはたしているようだ。勃起したペニスの長さはゴリラではわずか三センチ強で、オランウータンは四センチ弱であるのにたいし、ヒトは一三センチに達する。ゴリラとオランウータンのオスはヒトの男性よりもずっと大きな身体をしているにもかかわらずだ。

ヒトのペニスの余分な一〇センチは機能的に不必要なぜいたく品なのだろうか？そうではないとする解釈の一つは、大きなペニスは、他の多くの哺乳動物にくらべてバラエティに富んだ性交の姿勢に役立っているのかもしれないというものだ。しかし、オスのオランウータンの四センチ弱のペニスでもヒトに匹敵するさまざまな体位が可能だし、しかもどんな姿勢でも木にぶらさがったまま交尾できる点でわれわれを凌いでいる。大きなペニスは長時間の性交に効用があるという可能性に関しても、持続時間の点でオランウータンがやはり類人猿のなかではトップ（平均的アメリカ男性のそれが四分間に過ぎないのにたいし、オランウータンは一五分間）であることをみれば疑わしい。

ヒトの男性の大きなペニスがある種のシグナルとしての役割をはたしているかもしれないことは、男性が進化的な遺産にあきたらず、自分自身のペニスをデザインする機会をもったときになにが起こるかを見ればわかるかもしれない。ニューギニア高地の男性は、ペニスサックと呼ばれる装飾的なさやでペニスを覆うことによって、それを実現している。さやは最大のものは長さ六〇センチで直径一〇センチ、多くの場合は色が赤や黄色で、先端に毛皮や葉の飾りや房飾りが施してある。私がはじめてペニスサックをつけたニューギニアの男性に出会ったのはスター山地のケテンバン人だったが、以前からその件で多くを聞いており、実際に人びとがそれをどのように使うのか、どう説明するのかを知りたいと思っていた。そしてわかったことは、男たちはそのペニスサックを常習的に身につけているということで、少なくとも私が彼らに会ったときはずっとそうだった。各人がいくつかの種類を所有していて、サイズや装飾、さやの向きなどが違っている。そして毎日、その日の気分に応じてどれをつけるかを選ぶのだが、それはちょうどわれわれが毎朝その日着るシャツを決めるような感じだった。どうしてペニスサックを身につけるのかという私の質問にたいし、ケテンバンの男性は、それをつけていないと裸のような気がするし慎みがないと感じるからだと答えた。西洋人としての私の見方からすると、その答は驚きだった。ケテンバンの人びとは、ペニスサック以外は完全に裸だったし、睾丸さえもさらしていたからだ。

実際のところ、ペニスサックは過度に勃起した擬似ペニスであり、男性が与えられたいと願っているものを体現している。ヒトが進化させてきたペニスのサイズは、残念ながら女性の膣の長さによって制限される。ペニスサックが示すのは、仮に実用上の制約がなければヒトのペニスがどうあってほしいかという姿なのだ。それは、コクホウジャクの尾羽よりも大胆なシグナルだ。実際のペニスは、コクホウジャクよりもずっと控えめであるが、類人猿時代の祖先の標準からすればずいぶん厚かましい大きさだ（ただし、チンパンジーのペニスは、推定される祖先のものよりも長くなっているし、長さではヒトのペニスに匹敵する）。ペニスの進化は、まさにフィッシャーが仮定したとおりのランナウェイ淘汰の作用を明らかに示している。現代のゴリラやオランウータンと同じくらいだった類人猿の祖先の四センチ弱からはじまったヒトのペニスはランナウェイプロセスによって長さを増し、しだいにその所有者は高い生殖能力をもつという顕著なシグナルを伝えるようになり、長さが女性の膣におさまらなくなるという逆方向の淘汰を受けて制限されるところまで成長した。

ヒトのペニスはまた、その形質が所有者にとって高価であり有害であるとするザハヴィのハンディキャップモデルを例証しているかもしれない。たとえ、それがクジャクの尾羽にくらべれば小さくて、コストもかかっていなかったとしてもである。しかし、ペニスと同じ量の組織がその代わりに大脳皮質に使われたと仮定して、それによって賢くなったヒトが大きな有利さを得たのではないかと考えると、ペニスのサイズは大きすぎるとさえ言えるだろう。したがって大きなペニスの代償は、失ったチャンスのコストとして考えられるべきだ。人間が利用できる生合成エネルギーはかぎられているので、一つの形質にそのエネルギーが浪費されると別の形質で利用できるはずの潜在的なエネルギーが犠牲になる。結局、男はこう自慢しているようなものだ。「俺はすでに充分賢いし優れているので、これ以上の細胞質を脳に使う必要はないが、そのかわりに無用ながらその分をペニスの方にハンディとしてまわすだけの余裕があるんだ」

最後の論点は、ペニスの大きさが示す男らしさはどの観客にたいして向けられているのかということだ。男性の大部分は、それによって感銘を受けるのは女性だと思いこんでいることだろう。しかし、実際に女性が引き付けられるのは男性の別の特徴である場合が多く、ペニスの外観については、どちらかと言うと、見苦しいと感じている。対照的に、実際にペニスとそのサイズに魅せられるのは男性のほうだ。男性用ロッカールームのシャワーでは、互いの持物の大きさを比べ合うのが当たり前になっている。

女性のなかには大きなペニスに魅力を感じたり、セックスのときに（ありそうなことだが）それによるクリトリスや膣への刺激に満足を覚えるという人もいるが、だからといって、このシグナルがどちらか一方の性にだけ向けられたシグナルとみなす二者択一の議論に退歩させる必要はない。動物学者は、性的な装飾が二つの機能――配偶の可能性のある異性を引きつけることと、同性のライバルにたいして優位に立つこと——をはたすことをたびたび発見している。この点で、他の多くの動物と同様、われわれヒトも、何億年にわたる脊椎動物の進化から受け継いだものを、われわれのセクシュアリティのうちに深く刻みこんでいる。この遺産の上に芸術や言語や文化が上塗りされたのはごく最近のことにすぎない。

ヒトのペニスのシグナルがどんな機能をはたし、そのシグナルの対象が（あるとすれば）だれなのかという疑問は、いぜんとして未解決のままに残る。この問題は本書の最後を締めくくるのにふさわしいテーマである。というのも、それが本書の主題を端的に示すものだからである。すなわち、ヒトのセクシュアリティにたいする進化的アプローチの重要性と魅力と困難さがここには示されている。ペニスの機能は、応用液圧モデルに基づく生体機構学的な実験をすることによって簡単に解決されるようなたんなる生理学上の問題ではなく、進化上の問題をも含んでいる。その進化上の問題とは、七〇〇万〜九〇〇〇万年をかけてヒトのペニスが推定される祖先のサイズから、なぜ四倍にも拡大したのかということだ。これほど大きくなった理由を考えるには、歴史的な説明と機能的な理由づけがぜひとも必要なのである。ここまでに女性の乳汁分泌、隠された排卵、社会における男性の役割、閉経についてじっくりと検討してきたように、どのような淘汰圧が働いたためにヒトのペニスが時代を経て拡大し、その大きなサイズが今日も保たれているのかを問いかけなくてはならない。

ペニスの機能は、それが一見とくに不思議に思えないという点でも結語の話題としてとりわけ適切である。たいていの方が考えるペニスの機能とは、尿を排泄し、精子を射出し、性交のあいだに女性を物理的に刺激するというものだろう。しかし、種間の比較研究をとおして、動物の世界ではこうした機能はヒトよりずっと小さいサイズのペニスでも充分に実現でき、ヒトのペニスは男性にとって邪魔なくらいだということがよくわかる。さらに、比較研究によって、過度に大きくなった形質は、生物学者がその道すじを理解しようと模索しつづけているいくつかの代替的なプロセスにより進化してきたこともわかる。このようにヒトの性的器官として最もなじみ深く一見ごくわかりやすいと思われる部位ですら、未解決の進化上の謎を含みわれわれをはっとさせるのである。

訳者あとがき

本書は“Why Is Sex Fun?: The Evolution Of Human Sexuality（1997）”（『なぜセックスは楽しいか？ ヒトのセクシュアリティの進化』）の翻訳である。著者のジャレド・ダイアモンド博士はカリフォルニア大学ロサンゼルス校医学部生理学科の教授である。と同時に、ニューギニアを舞台にした鳥類の研究で長年にわたり第一線の業績をあげてきた、著名な進化生態学者でもある。海外ではこのように異分野で二足のわらじをはく研究者がときおりいるが、博士のようにどちらの分野でもトップクラスの仕事ができる人となると非常に珍しい。ダイアモンド博士は、同僚から「二つの脳をもつ男」と呼ばれているという。

そのダイアモンド博士に、一九九〇年代に入ってさらにもう一つ新しい顔が加わった。科学を社会に啓発するサイエンスライターという顔である。『ディスカバー』誌や『ナチュラル・ヒストリー』誌に寄せたエッセイをまとめたデビュー作、『人間はどこまでチンパンジーか？』（原題は The Third Chimpanzee, 1991・新曜社刊）は、ヒトとチンパンジーの分岐以降の六〇〇万年のヒトの進化史を綴ったものであるが、この本は英国最優秀科学図書賞とロサンゼルス・タイムズ出版文化賞を受けた。また、その続編とも呼べる『銃・病原菌・鉄』（原題は Guns, Germs and Steel, 1997・草思社刊）では、農耕・牧畜開始以降の人類一万年の歴史を俯瞰し、文明化した現代人が、地球の覇者となりえたことと引き換えに、いかなるもろさを抱えているかを浮き彫りにした。こちらは栄えあるピュリッツァー賞を受賞し、博士はたちまち現代アメリカを代表する科学啓発家の一人に数えられるようになったのである。これらの二作はともに、生態学や先史学、生物地理学、疫学、言語学、行動学等々のさまざまな知見を統合し、博士の博識を十二分に活かしたまったく新しいジャンルの歴史書であると言えるだろう。なお博士はとくに『銃・病原菌・鉄』で示した文明史観により、一九九八年のコスモス国際賞（花の万博協会）も授与され、授賞式と記念講演を機会に初来日した。

さて、本書は、ヒトのセクシュアリティの進化に焦点を絞った博士の近作である。右に紹介した二冊が、博士の人類史観を渾身をこめて描いた大型のキャンバスいっぱいの大作だとすると、本書は、専門である進化生物学と生理学をもとに博士が知り尽くしたテーマをまとめた珠玉の作品集といってよいだろう。とはいえ、性というテーマはそれ自体充分に広く深く、謎に満ちたものである。本書で博士は、性をめぐる謎解きの世界に読者をいざないながら、空気のように当たり前だと思われがちなヒトの性が、どのように進化してきたのかを解き明かそうと試みている。他の動物と比べて、ヒトの性がどれほど特異であるかを飼い犬の眼から描く冒頭からはじまり、男女の利益対立、男性が授乳をしない理由、他の哺乳類ではみられない女性の排卵の隠蔽や閉経がなぜ生じたのか、男性の養育参加やセックスアピールの謎などが、進化理論を基軸に最新の科学的発見を織り交ぜながら解説される。

近年のジェンダー論やフェミニズムの隆盛によって、男女をめぐる多様な社会問題が顕在化したが、それと同時に、人間の性にたいする一般的な関心も高まりをみせている。人のセクシュアリティの生物学的由来や制約について理解することは、現代社会における望ましい男女間のあり方を議論するうえで、重要なベースであるに違いない。従来の社会科学では、ジェンダーは社会的な性、セックスは生物学的な性という二分法が流布しているが、それは社会的存在である人間が他の動物とは違うものだという二分法に通じる。ダイアモンド博士がまず読者に思考の切り替えを求めているのは、この「種差別主義」であり、人も動物であるという出発点である。この障壁を取り払うことによって、ヒトのセクシュアリティの独自性がむしろくっきりと浮かび上がるのだ。

一流のサイエンスライターには、科学的正確さと魅力ある語り口の両面が求められるが、それはまさしく「言うは易く行なうは難《かた》し」である。人間は精緻な合理的思考が苦手なので、論理の積み重ねである科学というのはそもそも人間性に合致した営みとはいえない。一方、人間は本来おしゃべり好きであり、かつ一刻も早く結論を知りたがる。だから、通俗的な科学書では、表面上は科学的な彩りがなされても、その正確さは二の次で、ポップな文章と明快なメッセージばかりが前面に出る。それゆえ読者は、一見おもしろい話だが、さて本当だろうかと首をかしげることになる。多くの場合、ポップサイエンス作家の主張には論理性が欠けているので、その華々しいメッセージは、結局、一抹の泡として消えていく。

一方、ダイアモンド博士が披露する真のサイエンスライターの技はそれとは異なり、われわれが本来的に抱く好奇心をまず喚起し、読者の関心をぐっと引きつけた上で、巧みな比喩や例証で論理の理解を助け、読者の興味を持続させるという手法である。これに、語りかけるような独特の文体（ダイアモンド節）の魅力が味付けとして加わる。いわゆる「トンデモ」系の類書との違いを、読者には是非とも見分けていただきたい。

さて、タイトルについて少し。九七年、原書が出版された直後に、米国の書店に通信販売で注文したところ、「当書は貴国では通関できない可能性があるのでお送りできません」との返事が届いた！　本書はポルノ扱いされ、さらに日本の税関はイスラムや共産圏世界のそれと同格にみなされたらしい。博士が来日した折りに、この話を披露したら、大いに笑い転げられた。ついでに、このタイトルはご自身の命名ですか、と尋ねたところ、「もちろん。ぴったりのいい題名でしょう」との返事であった。訳者としては、いささか気恥ずかしくもあるのだが、邦題も原著者の意を汲んで直訳とした。お目にかかったダイアモンド博士と奥様は、本書から抜け出してきたような気さくな方で、大物ぶるところがみじんもなかった。博士の著書にしばしば登場する双子のご子息をロサンゼルスに残されてきたことを気にかける良き「マイホームパパ」（第5章参照）でもあった。縄文時代に関心を寄せられ、次作では日本人の起源を取り上げる予定とのこと、早くも楽しみである。

原著では、読書案内と本書に関連した原著論文の紹介があるが、ここでは邦訳のある単行本だけをあげておく（著者姓のアルファベット順）。

C・R・オースティン、R・V・ショート著（新井康允訳）『ヒューマン・セクシャリティ』（東京図書）〔ヒトの性の生物進化的背景に関する論文集。大型類人猿と対比するとヒトの性の特徴がいっそうよくわかる〕

ヘレナ・クローニン著（長谷川真理子訳）『性選択と利他行動――クジャクとアリの進化論』（工作舎）〔ダーウィンとウォレスを悩ませた二つの問題を気鋭の女性科学哲学者が読み解く。近年の人間行動進化学の成果も紹介されている〕

チャールズ・ダーウィン著（長谷川真理子訳）『人間の進化と性淘汰』（文一総合出版、近刊）〔『種の起源』と並ぶダーウィンの代表作。現代進化生物学の基本アイデアが満載されている〕

ジャレド・ダイアモンド著（長谷川真理子・長谷川寿一訳）『人間はどこまでチンパンジーか？』（新曜社）〔たんなるチンパンジーの一種にすぎなかったヒトの祖先が、なぜ地球の覇者になれたのか。ダイアモンド博士のデビュー作〕

ジェーン・グドール著（杉山幸丸・松沢哲郎監訳）『野生チンパンジーの世界』（ミネルヴァ書房）〔三五年以上にわたる野生チンパンジーの詳細な観察記録〕

サラ・ブラッファー＝フルディ著（加藤泰建・松本亮三訳）『女性の進化論』（新思索社）〔女性人類学者の眼から見た性の進化史。霊長類とヒトにおけるオスとメス、

男性と女性の葛藤の姿が描かれている〕
加納隆至著『最後の類人猿――ピグミーチンパンジーの行動と生態』（どうぶつ社）〔動物界で最も解放的な性生活を繰り広げるピグミーチンパンジー（ボノボ）の先駆的な記録〕
J・R・クレブス、N・B・デイビス編（山岸哲・巌佐庸監訳）『進化からみた行動生態学』（蒼樹書房）〔研究者向けの行動生態学の論文集。一般読者には、クレブス、デイビス共著の『行動生物学（原書第二版）』（蒼樹書房）の方がなじみやすいだろう〕
E・O・ウィルソン著（伊藤嘉昭監訳）『社会生物学（全五巻）』（新思索社）〔社会生物学の宣言書。この本をきっかけに、アメリカでは社会生物学論争が起こった〕

訳出作業でも、なにより科学的な正確さと読みやすさを両立させるように心がけたが、原著のなめらかな語り口が読者にどこまで伝えられただろうか。身近な同僚の長谷川真理子には専門上のアドバイスをもらったし、大木華さんには通読してもらった。草思社編集部の久保田創さんと橋口砂子さんとは、訳文を何度も読み合わせながら文章を練っていったが、最終的な責任は訳者にある。編集者とのよい意味での緊張関係がもてたのは幸いだった。ここに感謝します。

一九九九年二月

長谷川寿一

文庫化にあたっての追記

日本語訳初版では、原書を直訳し『セックスはなぜ楽しいか』と題したが、文庫版では、女性や中高校生などにも手に取りやすく、本書全体の内容をより正確にあらわす『人間の性はなぜ奇妙に進化したのか』とした。(大学の講義でも、堂々と副読本として指定できるようになりました)

二〇一三年四月

＊本書は、一九九九年に当社より刊行した『セックスはなぜ楽しいか』（サイエンス・マスターズ 12）を改題し、文庫化したものです。

草思社文庫

人間の性はなぜ奇妙に進化したのか

2013年６月10日　第１刷発行
2023年12月11日　第10刷発行

著　者　ジャレド・ダイアモンド

訳　者　長谷川寿一

発行者　碇　高明

発行所　株式会社 草思社

〒160-0022　東京都新宿区新宿1-10-1
電話　03(4580)7680(編集)
　　　03(4580)7676(営業)
　　　http://www.soshisha.com/

本文組版　一企画

本文印刷　株式会社 三陽社

付物印刷　中央精版印刷 株式会社

製本所　加藤製本 株式会社

装幀者　間村俊一（本体表紙）

1999, 2013©Soshisha

ISBN978-4-7942-1978-7　Printed in Japan

草思社文庫既刊

ピュリッツァー賞・コスモス国際賞受賞
朝日新聞「ゼロ年代の50冊」第一位！
ゼロ年代（2000〜2009年）に発行された本の中から、識者151人が「もっとも優れた本ベスト50」のトップに選んだ傑作。待望の文庫化！

銃・病原菌・鉄（上・下）

ジャレド・ダイアモンド　倉骨 彰＝訳

なぜ、アメリカ先住民は旧大陸を征服できなかったのか。現在の世界に広がる〝格差〟を生み出したのは何だったのか。人類の歴史に隠された壮大な謎を、最新科学による研究成果をもとに解き明かす。

文明崩壊（上・下）

ジャレド・ダイアモンド　楡井浩一＝訳

繁栄を極めた文明がなぜ消滅したのか？　古代マヤ文明やイースター島、北米アナサジ文明などのケースを解析、社会発展と環境負荷との相関関係から「崩壊の法則」を導き出す。現代世界への警告の書。

草思社文庫既刊

人は成熟するにつれて若くなる

ヘルマン・ヘッセ　岡田朝雄＝訳

年をとっていることは、若いことと同じように美しく神聖な使命である。（本文より）老境に達した文豪ヘッセがたどりついた「老いる」ことの秘かな悦びと発見を綴る詩文集。

庭仕事の愉しみ

ヘルマン・ヘッセ　岡田朝雄＝訳

庭仕事とは魂を解放する瞑想である。草花や樹木が生命の秘密を教えてくれる——。文豪ヘッセが庭仕事を通して学んだ「自然と人生」の叡智を、詩とエッセイに綴る。自筆の水彩画多数掲載。

犬たちの隠された生活

エリザベス・マーシャル・トーマス　深町眞理子＝訳

人間の最良のパートナーである犬は、何を考え、行動しているのか。社会規律、派閥争い、恋愛沙汰など、人類学者が三十年にわたる観察によって解き明かした、犬たちの知られざる世界。

草思社文庫既刊

他人をほめる人、けなす人

フランチェスコ・アルベローニ　大久保昭男＝訳

あなたの身近にもいる「他人を認めない人」「陰口をたたく人」「果てしなく話す人」などの深層心理を、鋭い観察と深い洞察で解き明かす。一二五万部のミリオンセラーとなった現代人のバイブル。

借りのある人、貸しのある人

フランチェスコ・アルベローニ　泉 典子＝訳

どんな人を信頼し、どんな人を警戒すべきなのか？　不安の時代を生き抜くすべを教える現代人のバイブル第二弾。「押しつけがましい人」「自信を失わせる人」「人を選ぶ目のある人」など約50篇。

放浪の天才数学者エルデシュ

ポール・ホフマン　平石律子＝訳

鞄一つで世界中を放浪しながら、一日十九時間、数学の問題に没頭した数学者、ポール・エルデシュ。子供とコーヒーと数学を愛し、やさしさと機知に富んだ天才のたぐいまれな生涯をたどる。

草思社文庫既刊

M・スコット・ペック　森　英明＝訳
平気でうそをつく人たち
虚偽と邪悪の心理学

自分の非を絶対に認めず、自己正当化のためにうそをついて周囲を傷つける「邪悪な人」の心理とは？　個人から集団まで、人間の「悪」を科学的に究明したベストセラー作品。

マーサ・スタウト　木村博江＝訳
良心をもたない人たち

25人に1人いる〝良心をもたない人たち〟。彼らは一見魅力的で感じがいいが、平然と嘘をつき、同情を誘い、追いつめられると逆ギレする。身近にいるサイコパスをどう見抜き、対処するかを説く。

ポール・デイヴィス　林　一＝訳
タイムマシンのつくりかた

時間とは何か、「いま」とか何か？　第一線の理論物理学者が、アインシュタインからホーキングまでの現代物理学理論を駆使して「もっとも現実的なタイムマシンのつくりかた」を紹介。現代物理学の最先端がわかる一冊。